Dr. Mahua Dutta

Aspeto médico-legal em odontopediatria

Dr. Mahua Dutta

Aspeto médico-legal em odontopediatria

ScienciaScripts

Imprint

Cover image: www.ingimage.com

This book is a translation from the original published under ISBN 978-3-330-03904-9.

Publisher:
Sciencia Scripts
is a trademark of
Dodo Books Indian Ocean Ltd. and OmniScriptum S.R.L publishing group

120 High Road, East Finchley, London, N2 9ED, United Kingdom
Str. Armeneasca 28/1, office 1, Chisinau MD-2012, Republic of Moldova, Europe
Managing Directors: Ieva Konstantinova, Victoria Ursu
info@omniscriptum.com

Printed at: see last page
ISBN: 978-620-8-40678-3

RECONHECIMENTO

A melhor maneira de começar, penso eu, seria reconhecer todas as coisas pelas quais estou grato. Ao olhar para trás, para as fases iniciais do percurso, estou imensamente grato a todos os que contribuíram em diferentes fases do percurso e que tornaram esta dissertação possível e ajudaram a dar-lhe a forma que tem atualmente.

Agradeço ao Todo-Poderoso, pela chuva de bênçãos que me deu ao longo de todo o meu trabalho de dissertação, para que esta fosse concluída com êxito.

É um prazer genuíno expressar o meu profundo sentido de agradecimento e gratidão à minha orientadora**, a Dra. NEHA, Professora e HOD,** Departamento de Pedodontia e Medicina Dentária Preventiva, Faculdade de Medicina Dentária e Centro de Investigação Maharaja Ganga Singh, Sriganganagar, Rajastão, pelos seus inestimáveis conselhos, orientação e apoio ao longo de toda a dissertação. Tenho o privilégio de trabalhar sob o seu patrocínio. A sua orientação parental, amor e afeto deram-me a capacidade de realizar este estudo.

Devo os meus agradecimentos especiais ao Diretor, **Dr. DEVENDRA CHAUDHARY**, pelo seu encorajamento e apoio contínuo. O seu dinamismo, sinceridade e motivação inspiraram-me profundamente e deram-me a oportunidade de concluir a minha dissertação.

Um agradecimento especial à minha colega e amiga, **Dra. SUNITHA TAMIL SELVI N**, pelos seus conselhos amigáveis, orientação, apoio e encorajamento em todos os problemas.

Um agradecimento especial aos meus respeitados seniores **Dr. DILIP, Dr. BASANT, Dr. SUPRIYA, Dr. SAAWI** , aos meus juniores **Dr. NIDHI** e **Dr. ALTHAF** pela sua ajuda e cooperação durante todo o meu trabalho. Que animaram a minha vida com doces recordações. A companhia colorida e agradável que me proporcionaram está gravada na minha memória para sempre. Finalmente, uma viagem nunca teria sido completa sem a família e os amigos, que foram os pilares do apoio moral e de tudo.

Um agradecimento especial aos **meus PAIS, o Sr. Niharendu Dutta e** a **Sra. Beauty Dutta, e** ao **meu noivo, o Sr. Ankur Siddharth Roy**, por terem estado ao meu lado e estou-lhes muito grata pelo seu amor, carinho e serviço altruísta.

Agradeço também ao **Sr. Amit Sharma** e ao **Sr. Nitin Sharma** da **M/s Amit Computers** pela sua ajuda.

Por último, mas não menos importante, exprimo a minha gratidão a todos os que, direta ou indiretamente, prestaram a sua estimada colaboração, que me deu a coragem e a motivação para concluir esta dissertação bibliográfica.

Dr. MAHUA DUTTA

Índice

INTRODUÇÃO

A infância estende-se desde a infância até à adolescência. É um período crucial de crescimento e desenvolvimento físico, intelectual e emocional. Durante toda a infância, uma pessoa está, em maior ou menor grau, dependente de outros para obter apoio básico, mais frequentemente dos seus pais. À medida que a infância avança, a criança torna-se cada vez mais independente até atingir a maturidade adulta. Os problemas dentários são comuns e as duas principais doenças relacionadas com a placa bacteriana, a cárie dentária e a doença das gengivas, podem começar na infância. Podem também ocorrer acidentes com os dentes e o tratamento ortodôntico das más oclusões é, por si só, uma especialidade da medicina dentária. As crianças são encorajadas a ir ao dentista regularmente a partir dos três anos de idade ou mesmo antes.

A infância é um período de vulnerabilidade, uma vez que as crianças não têm plena capacidade de fazer escolhas por si próprias. As crianças podem ter pouca influência nos acontecimentos da vida, mesmo que estes lhes digam diretamente respeito, o que as leva a sentir que não têm qualquer controlo sobre o que lhes acontece. Mas o crescimento é um processo de aprendizagem para se ser uma pessoa autónoma e uma parte essencial da parentalidade é nutrir a autonomia em evolução da criança. Os adultos que prestam cuidados profissionais têm a mesma responsabilidade de respeitar e promover a autonomia das crianças. Isto significa que a capacidade das crianças para tomarem as suas próprias decisões deve ser encorajada, ao mesmo tempo que recebem o apoio necessário dos adultos.

A ideia de direito é distinta, não havendo uma única declaração que possa englobar todos os seus elementos. O Direito pode ser resumido como "um conjunto de normas aplicáveis através de procedimentos judiciais numa determinada jurisdição" [1]. Todas as facetas da atividade humana são influenciadas pelo Direito, e a Medicina Dentária não é diferente. Importantes estatutos de saúde, incluindo a Lei dos Medicamentos e Cosméticos, a Lei dos Dentistas, e outros, servem de ponte entre a lei e a medicina dentária

As questões jurídicas relacionadas com a gestão de doentes odontopediátricos e a mudança de opinião sobre os cuidados adequados a prestar às crianças são muito importantes. Os padrões de cuidados em medicina dentária pediátrica não são estáticos. Mudam em resposta à investigação, aos padrões de reembolso, às expectativas dos pacientes e dos pais relativamente a cuidados razoáveis e ao consenso entre os profissionais. A lei relativa à responsabilidade pelo tratamento de doentes em medicina dentária pediátrica reflecte em grande medida os padrões de cuidados estabelecidos pela profissão de dentista pediátrico. No entanto, a lei também pode refletir mudanças nas expectativas do público em relação a cuidados razoáveis que podem efetivamente ultrapassar os esforços da disciplina para refletir novos conhecimentos ou mudanças nas preocupações do público. Um dos principais impulsos para a consideração dos cuidados prestados às crianças em todos os contextos tem sido o reconhecimento crescente de que os cuidados prestados às crianças não são óptimos, bem como a preocupação de que as crianças tenham sido vítimas de abuso ou negligência em vários contextos. Demasiadas vezes, as práticas em relação às crianças não foram testadas e basearam-se apenas no pressuposto de que o que é feito é "para o bem da criança". Os odontopediatras podem responder à evolução dos padrões de cuidados razoáveis para os pacientes odontopediátricos, tal como expresso nas decisões legais

No entanto, a Secção 35 da Lei da Criança de 1989 (Children Act 1989) estabelece que qualquer pessoa que tenha a guarda de uma criança pode fazer "o que for razoável em todas as circunstâncias do caso para salvaguardar ou promover o bem-estar da criança". Isto pode incluir tratamento dentário. No entanto, apesar de poderem ser incluídos tratamentos de emergência ou de rotina, os procedimentos irreversíveis exigem o consentimento de uma pessoa com responsabilidade parental [4] em situações de emergência; por conseguinte, uma criança pode, por vezes, ser tratada sem o conhecimento ou o consentimento dos pais. Um exemplo dentário pode ser a substituição de um dente da frente que tenha sido arrancado num acidente na escola, em que um atraso reduziria a probabilidade de uma reimplantação bem sucedida. Nesta situação, o dentista actua no interesse superior da criança e, na verdade, pode ser considerado negligente se não o fizer.[3]

Nos últimos anos, tem-se dado cada vez mais ênfase aos direitos que as próprias crianças têm. Este facto foi sublinhado na Convenção das Nações Unidas sobre os Direitos da Criança, que afirma, em relação à saúde, que as crianças têm direito a 'gozar do melhor estado de saúde possível e a dispor de meios para o tratamento das doenças'.[5] Em Inglaterra e no País de Gales, a Lei da Criança reconhece que uma criança tem o direito de ser consultada sobre os seus cuidados de saúde. [1] Os cuidados dentários devem ser explicados às crianças, bem como aos seus pais, e as suas opiniões devem ser tidas em conta. Desta forma, a criança pode participar nas decisões relativas ao seu tratamento dentário e, ao mesmo tempo, os pais e outros adultos continuam a dar-lhe o apoio de que ainda necessita.

Os princípios éticos aceites para proteger a vida e a saúde, respeitar a autonomia e fazê-lo de forma justa e equitativa aplicam-se aos pais e às crianças, bem como aos adultos.[1] O consentimento deve basear-se na informação, na compreensão e ser dado livremente, devendo ser dada informação sobre o estado dentário da criança, as opções de tratamento, incluindo a ausência de tratamento, e os eventuais riscos e benefícios.[1] As regras de privacidade na receção de tratamento dentário também se aplicam aos pais e às crianças. A confidencialidade deve ser mantida e nenhuma informação deve ser dada a terceiros sem o consentimento prévio. Isto significa, por exemplo, que um professor da escola não tem qualquer direito a informações sobre o tratamento dentário de uma criança ou sobre a sua frequência dentária. Significa também que não devem ser dadas aos pais informações sobre os cuidados dentários que um jovem competente solicite que sejam mantidos em segredo.

CRIANÇAS DE DIFERENTES IDADES

O nível de capacidade de qualquer criança para participar nas decisões sobre os seus cuidados dentários dependerá, em certa medida, da sua idade, embora a idade cronológica não seja de modo algum o único fator e a cultura e a educação também desempenhem um papel importante. Por exemplo, uma criança de três anos que necessite de anestesia geral para a extração de um molar doloroso tem menos probabilidades de participar nas decisões do que um adolescente que esteja a receber tratamento ortodôntico, que provavelmente estará muito envolvido nas decisões relativas ao tratamento. Embora a idade de 16 anos seja fixada como a idade em que uma pessoa pode consentir por si própria, a lei prevê a possibilidade de crianças mais novas com maturidade suficiente que não desejem expressamente envolver os pais. Esta disposição vem na sequência do caso histórico de 1985, Gillick v West Norfolk and Wisbech AHA, em que uma adolescente menor de idade solicitou aconselhamento contracetivo[3]. A decisão acabou por determinar que as crianças com menos de 16 anos podem receber cuidados médicos sem o consentimento dos pais se o médico as considerar suficientemente maduras para raciocinar e compreender os cuidados que lhes são prestados. Esta decisão tem aplicação geral, incluindo a tratamentos dentários, e deu origem ao conceito conhecido como "competência Gillick".

No entanto, mais uma vez, o consentimento dos pais será normalmente solicitado para os adolescentes. Só em circunstâncias excepcionais, quando uma criança não pode ou se recusa a envolver os pais e o tratamento necessário não pode ser efectuado de outra forma, é que a lei permite que a própria criança dê o seu consentimento para que o dentista prossiga o tratamento, se for considerada suficientemente madura para o fazer.

Embora um dos pais deva assinar qualquer formulário de consentimento, alguns profissionais introduziram a ideia do consentimento da criança como forma de a envolver também. Neste caso, o formulário é assinado em conjunto, o pai consente e a criança consente em ser tratada.[5]

O sistema económico está a afastar as ideias éticas dos primeiros professores do ofício, resultando numa queda progressiva dos princípios éticos da profissão de dentista. Apesar do desenvolvimento da odontologia forense, que exige que todos os dentistas mantenham algum tipo de registo para cada paciente que tratam, a medicina dentária empresarial degenerou hoje numa prática comercial típica, cujas preocupações são fortemente ditadas por questões de lucros e perdas. Uma fração relativamente pequena de dentistas mantinha registos dentários, de acordo com um exame da compreensão que os dentistas tinham desta prática [2]. Os fundamentos intelectuais das leis da saúde ainda estão a ser implementados e melhorados. Esta avaliação baseia-se na ideia de que falta uma compreensão médica e jurídica dos profissionais de medicina dentária. Os padrões éticos da profissão de dentista estão a aumentar constantemente. Esta avaliação baseia-se na ideia de que os doentes e os profissionais de medicina dentária estão mal informados sobre questões médico-legais, o que afecta a implementação e a prestação eficientes de serviços dentários.

Na era atual, o pedodontista deve estar consciente dos diferentes códigos, condutas, leis e regulamentos ao abrigo dos quais os pacientes se queixam, os litígios e os casos envolvidos no pedodontista podem ser tratados com negligência médica, que surgiu como um dos aspectos importantes da prática jurídica no país.

CONSIDERAÇÕES GERAIS

1. INTRODUÇÃO

A medicina dentária pediátrica evoluiu devido aos desafios psicológicos especiais das crianças e às condições clínicas peculiares ocasionais que estão presentes nas crianças. A maior parte da medicina dentária para crianças é efectuada por dentistas generalistas, mas muitas situações são melhor tratadas por um dentista pediátrico (especialista em crianças). Muitas condições orais das crianças não são muito diferentes das condições dos adultos. No entanto, o crescimento contínuo do corpo e a erupção e eventual perda dos dentes primários (de leite) durante a infância apresentam alguns desafios especiais.

Além disso, um dos principais problemas observados em algumas crianças é um medo tremendo dos profissionais de saúde, desenvolvido por uma má experiência anterior ou por familiares ou amigos desconhecidos. Estes desafios psicológicos requerem normalmente um esforço mais especial por parte do profissional do que os desafios clínicos.

As primeiras experiências dentárias na infância definem frequentemente as atitudes das crianças ao longo da vida em relação à medicina dentária. Os conceitos preventivos iniciados e mantidos pelas crianças estão diretamente relacionados com a sua saúde oral a longo prazo.[6]

A explicação correta desempenha um papel importante na gestão dos doentes. Por exemplo, no estudo sobre o consentimento nos cuidados dentários, as crianças que anteriormente não colaboravam no tratamento dentário explicaram como o facto de estarem mais envolvidas as ajudou a lidar melhor com a situação. Um pai explicou que o seu filho tinha ficado tão aborrecido no dentista que recorreu à violência e fez um olho negro à mãe. No entanto, quando as coisas lhe foram explicadas, isso permitiu-lhe receber o tratamento dentário de que necessitava.[6] Isto ilustra como o conhecimento do tratamento pode ajudar as crianças a cooperar.

O facto de os dentistas examinarem e tratarem frequentemente as crianças, especialmente as mais pequenas, com os pais presentes no consultório é uma vantagem, na medida em que as explicações são dadas a todos e não é necessário repetir a informação aos pais mais tarde. Isto permite que os pais e as crianças considerem em conjunto as opções e se envolvam nas escolhas sobre a forma como o tratamento pode ser efectuado. O envolvimento cria uma maior confiança e segurança para as crianças, os pais e os dentistas.

As considerações que se seguem devem ser tidas em conta durante o tratamento de um doente pediátrico. Se não forem seguidas, o pedodontista pode ter de enfrentar acusações civis ou criminais, consoante a gravidade da responsabilidade.

2. PRECAUÇÕES GERAIS ADOPTADAS NO TRATAMENTO DE UM DOENTE PEDIÁTRICO

Geral - OPD

Acessibilidade

A incapacidade de fornecer acesso 24 horas por dia para emergências dentárias é um desvio dos padrões de cuidados aceites.

Instalações

- **Instalações e equipamento:** As instalações devem ser limpas, seguras e mantidas em condições de funcionamento. Devem igualmente dispor de iluminação adequada.
- **Regulamentação em matéria de segurança e higiene:** Os amalgamadores devem ser cobertos. O mercúrio a granel e a sucata de amálgama devem ser separados em contentores selados e inquebráveis.
- **Sistema de recuperação de óxido nitroso:** O equipamento de óxido nitroso deve estar limpo, seguro e em bom estado de conservação. Não deve haver fissuras ou destruição visível das mangueiras ou da peça nasal.
- **Avental de chumbo e colar de tiroide:** Ambos têm de estar necessariamente presentes; quando os doentes estão expostos a radiações, é aceitável um colar de tiroide separado.

Procedimentos e equipamento de emergência

- Protocolos escritos: Em caso de incêndio e/ou catástrofes naturais. Um plano que indique as vias de evacuação e as responsabilidades dos membros do pessoal, incluindo o pedido de ajuda. As saídas devem estar claramente assinaladas com sinais de saída. Além disso, os números de emergência (bombeiros, ambulância, polícia) devem ser afixados.

- Kit de emergência médica no local: Deve estar facilmente disponível, acessível e etiquetado, com um inventário do seu conteúdo. O pessoal deve conhecer a sua localização e estar familiarizado com a sua utilização. Deve ser planeada uma formação adequada para o efeito.
- Garrafas de oxigénio portáteis: Devem estar disponíveis garrafas de oxigénio portáteis ou um tanque de abastecimento para emergências médicas. Devem estar presentes em pressão total e positiva. De preferência, devem também ser disponibilizados sacos ambu. O pessoal deve ter conhecimento da sua localização e da sua utilização.

Gestão de Emergências

Em primeiro lugar e acima de tudo, está a capacidade de fornecer eficazmente suporte básico de vida (BLS), quando apropriado. Todos os profissionais de saúde dentária devem receber formação regular em BLS. Para os pedodontistas, é necessária uma formação adicional em "suporte avançado de vida pediátrico". Recomenda-se também a formação didática e prática em prevenção, reconhecimento e gestão de emergências comuns, por exemplo, convulsões, problemas cardiovasculares e respiratórios, alterações da consciência, dores no peito, emergências relacionadas com medicamentos, etc. É também necessário que os dentistas obtenham e mantenham autorizações para administrar anestesia geral, sedação parentérica consciente e "sedação oral consciente pediátrica". É aconselhável que o pedodontista tenha conhecimentos sobre as indicações, contra-indicações, dosagem e método de administração de todos os itens incluídos no kit de emergência. Os medicamentos que em breve ficarão desactualizados têm de ser substituídos antes de expirarem.

Esterilização e controlo de infecções

- O protocolo de **esterilização e de infeção** deve ser rigorosamente respeitado. O pessoal tem de receber formação adequada para esterilizar e desinfetar corretamente os instrumentos e outros materiais.

- **Instrumentos e peças de mão:** Devem ser utilizadas luvas de proteção. Recomenda-se a limpeza por ultra-sons. As soluções devem ser mudadas de acordo com as especificações do fabricante. Os instrumentos devem ser armazenados em sacos ou embalagens esterilizados e selados até estarem prontos a ser utilizados. Não deve haver indícios de humidade ou de sacos rasgados. Uma vez abertos, todos os instrumentos devem ser novamente ensacados e reesterilizados, independentemente da sua utilização. As peças de mão devem ser devidamente esterilizadas entre os doentes e ensacadas até à sua utilização. Os instrumentos que não possam ser esterilizados devem ser imediatamente eliminados. Os desinfectantes de alto nível devem ser utilizados apenas em instrumentos que não possam ser submetidos a outros métodos de esterilização.
- **Manutenção de registos:** Deve ser mantido um registo que inclua todos os dados relevantes relativos à esterilização e desinfeção do equipamento. Deve incluir dados como a data de mudança da solução, a data de expiração da solução fresca. Deve também incluir o nome do pessoal responsável por efetuar essas alterações.
- **Equipamento de proteção individual (EPI) adequado:** O pessoal deve utilizar sempre luvas, máscaras, óculos, batas ou batas de proteção durante a prestação de cuidados aos doentes. As máscaras e o vestuário Splattec devem ser substituídos sempre que necessário. As luvas devem ser mudadas entre doentes e antes de sair do bloco operatório.
- **Utilização correta e adequada das técnicas de barreira:** Deve verificar-se se as superfícies duras do bloco operatório são desinfectadas entre os doentes e no final de cada dia. Deve também verificar-se se as superfícies que não podem ser desinfectadas por métodos de rotina são cobertas com material impermeável.
- **Lavagem das peças de mão e das linhas de água:** As linhas de água do bloco operatório devem ser lavadas entre cada doente e de manhã, antes de serem

utilizadas, durante um período de tempo adequado. Procedimentos de controlo das infecções e de prevenção da contaminação cruzada seguidos no consultório e no laboratório: A pedra-pomes deve ser mudada após cada utilização e as rodas de pano devem ser esterilizadas ou eliminadas. As impressões de próteses e outros aparelhos que entram e saem do laboratório externo devem ser desinfectados.

- **Procedimentos de controlo de infecções e de prevenção da contaminação cruzada seguidos no consultório e no laboratório:** a pedra-pomes deve ser mudada após a utilização e as rodas de trapos devem ser esterilizadas ou eliminadas. As impressões, próteses e outros aparelhos que entram e saem do laboratório devem ser eliminados.
- **Documentação:** Normalmente, recomenda-se a utilização de um formulário pró-ativo. O nome, o número de telefone do médico e a pessoa a contactar em caso de emergência também devem constar da ficha.

O doente deve assinar e datar todas as histórias clínicas de base. Os comentários do paciente, as notas do dentista ou a consulta com o médico devem ser documentados na ficha. O alerta médico adequado, se presente, deve estar visível na ficha. Os dentistas devem assinar e datar todas as histórias clínicas depois de as reverem com o doente. É necessário atualizar e documentar a história clínica a intervalos adequados. O doente e o médico devem assiná-la. Recomenda-se geralmente que essas actualizações sejam feitas anualmente.

- História dentária/queixa principal: As informações pertinentes devem ser registadas.
- Exame intra-oral/extra-oral de base: Devem ser tidos em conta os seguintes aspectos: Estado dos dentes existentes/condições existentes, exame da ATM, próteses, estado periodontal, exame dos tecidos moles, exame do cancro oral.
- Documentação de um plano de tratamento escrito.
- Documentação da descrição dos serviços prestados.
- Documentação dos materiais utilizados.

- Documentação dos médicos ou higienistas responsáveis pelo tratamento, assinaturas.
- Notas de progresso: O médico deve estar ciente de que as notas de progresso são documentos legais, que devem ser feitos a tinta, legíveis e detalhados. As alterações ou correcções efectuadas devem ser claras e contra-assinadas. As razões pelas quais o doente abandona o consultório ou o tratamento, se conhecidas, devem ser devidamente documentadas. Todos os registos devem ser assinados ou rubricados e datados pelo prestador de cuidados. O tipo e a quantidade de anestésicos utilizados devem ser registados (se utilizados).
- Os medicamentos prescritos para o doente são documentados e assinados. As suas cópias também devem ser mantidas nos registos ou nas notas de progresso. Qualquer tratamento efectuado por telefone deve ser registado. Recomenda-se igualmente que as prescrições do laboratório dentário sejam documentadas nas notas de progresso, ou que seja conservada uma cópia das mesmas no processo do doente.
- Documentação dos encargos para o doente
- Documentação das marcações não efectuadas e respetivo acompanhamento
- **Obtenção de consentimento informado**

No caso de doentes menores, obter o consentimento informado do doente, do progenitor que tem a custódia ou do tutor legal. Se os pais viverem separados, o formulário de informações pessoais do paciente deve indicar qual dos pais é o tutor. Quando os pais separados partilham a guarda, o registo do doente deve conter cartas de cada um deles, dando consentimento e autorização para o tratamento. Pedir o consentimento geral do doente ou do pai que tem a custódia para tratamento de emergência antes de uma emergência é uma forma útil de evitar confusão e atrasos, caso o doente necessite de cuidados de emergência quando um dos pais ou o tutor legal não está presente.

Se o doente for legalmente incompetente para dar o seu consentimento legal, o dentista deve pedir a cópia da ordem judicial que nomeia o tutor e inspecionar a ordem, para garantir que o tutor está autorizado a consentir o tratamento dentário em nome desse doente.

Embora a lei não obrigue o pedodontista a obter um consentimento informado por escrito, é aconselhável fazê-lo. Os pedodontistas que lidam com pacientes com deficiência auditiva devem cumprir as suas obrigações ao abrigo da "Lei da Deficiência".

◆ Qualidade dos cuidados

Radiografias: As radiografias só devem ser efectuadas se necessário. Deve ser efectuado um número adequado de radiografias, seguido de um diagnóstico preciso e de um plano de tratamento. A hora desde a última exposição tem de ser mencionada na ficha clínica. As radiografias também não devem ser tiradas se houver filmes recentes e aceitáveis disponíveis noutra fonte. Qualquer recusa de radiografias deve ser documentada. As radiografias não devem ter contactos sobrepostos, cortes em cone, alongamento, encurtamento, etc. As radiografias periapicais devem mostrar claramente os ápices. Devem também ter um contraste adequado, sem quaisquer manchas, marcas, etc. As radiografias devem ser montadas, etiquetadas e datadas para revisão e comparação com radiografias anteriores.

Plano de tratamento: Documentação exaustiva das necessidades do doente e recomendações de tratamento devem ser documentadas a tinta. Devem também ser documentados planos de tratamento alternativos. As consultas e os encaminhamentos devem ser registados quando necessário.

Conclusão

Com o aumento da consciencialização nas sociedades em desenvolvimento, as pessoas estão a mudar de atitude em relação aos procedimentos médicos e dentários, o que aumenta a probabilidade de processar os dentistas pela sua má conduta. A lei é universal e aplicável a todos, mas a moral ou a ética podem diferir de pessoa para pessoa, pelo que um limiar mínimo de ética imposto pela lei deve ser um requisito prévio. A lei não deve ser uma fonte de medo ou um obstáculo à prestação de serviços profissionais. Quando aplicada corretamente, a lei traz sempre paz e prevalece o sentimento de igualdade. A indemnização e a punição de erros civis e de actos criminosos, respetivamente, tentam restaurar a paz, mas a ética, se for aplicada de forma uniforme e com a intenção correta, pode ajudar a sociedade de uma forma melhor. A profissão deve olhar para dentro e corrigir as más práticas e as distorções que deram uma imagem negativa a uma profissão nobre. A incorporação de ensinamentos médicos pode não só ajudar a elevar a prática médica e dentária, mas também a manter o sigilo profissional. Temos também de compreender que o objetivo da medicina é "não prejudicar", pelo que, ao curar, ao ajudar, não devemos prejudicar o doente.

ÉTICA EM ODONTOPEDIATRIA

A ética em medicina dentária, como em qualquer outra esfera da atividade humana, é regida pela moral e pelas obrigações sociais para com os outros. Para compreender a evolução das considerações éticas, é importante compreender a história da ética.

Na perspetiva indiana, os antigos curandeiros da Índia, como Charaka e Susrutha, estabeleceram há mais de 3000 anos as obrigações dos profissionais de saúde para com os seus doentes e a comunidade. No entanto, é o juramento de Hipócrates que é bem conhecido como um dos primeiros tratados éticos.

1. O JURAMENTO DE HIPOCRATES

O juramento de Hipócrates

Juro por Apolo, o médico, por Esculápio, Higeia e Panaceia, e tomo como testemunhas todos os deuses e todas as deusas, que cumprirei, de acordo com a minha capacidade e discernimento, o seguinte juramento:

"Considerar como meus pais aquele que me ensinou esta arte, viver em comum com ele e, se necessário, partilhar com ele os meus bens, considerar os seus filhos como meus irmãos, ensinar-lhes esta arte se assim o desejarem, sem honorários nem promessa escrita, transmitir aos meus filhos e aos filhos do mestre que me ensinou e aos discípulos que se inscreveram e aceitaram as regras da profissão, mas apenas a estes, os preceitos e a instrução. Prescreverei regimes para o bem dos meus doentes, de acordo com a minha capacidade e o meu discernimento, e nunca farei mal a ninguém. Para agradar a ninguém, não receitarei um medicamento mortal, nem darei conselhos que possam causar a sua morte. Nem darei a uma mulher um pessário para provocar um aborto. Mas para a pedra, mesmo para os doentes em que a doença é manifesta. Deixarei esta operação para ser efectuada por médicos (especialistas nesta arte). Em todas as casas onde eu entrar, entrarei apenas para o bem dos meus pacientes, mantendo-me longe de toda a maldade intencional e de toda a educação, e especialmente dos prazeres do amor com mulheres ou com homens, sejam eles livres ou escravos. Tudo o que vier ao meu conhecimento no exercício da minha profissão ou fora dela, ou no comércio quotidiano com os homens, que não deva ser divulgado, manterei em segredo e nunca revelarei. Se cumprir fielmente este juramento, que eu goze a minha vida e pratique a minha arte, respeitado por todos os homens e em todos os tempos, mas se me desviar dele ou o violar, que o contrário seja a minha sorte".

O juramento de Hipócrates era bom para o seu tempo. No entanto, a sua relevância no presente é limitada, se não mesmo obsoleta. Num ambiente médico multi-religioso, seria absurdo jurar por Appollo, Aesculapuis e Hygeia. Os médicos de hoje rir-se-iam da perspetiva de ter de considerar os filhos dos seus professores como seus ou de lhes ensinar a arte da medicina gratuitamente. Frases como "a ninguém receitarei um medicamento mortal" deixarão praticamente sem sentido a fraternidade médica, pois todos os medicamentos actuais estão carregados de "efeitos adversos mortais". O ginecologista e o urologista serão obrigados a cumprir juramentos como "não darei a uma mulher um pessário para provocar um aborto" e "não cortarei uma pedra"[8].

Têm sido propostas periodicamente declarações para orientar a ética em medicina. A declaração de Tóquio de 1975, adoptada pela Associação Médica Mundial, define a ética para os médicos que lidam com prisioneiros e detidos em guerra e em paz.

O Código Internacional de Ética, tal como a Convenção de Genebra, apresenta uma série de generalidades. No entanto, este código trata de alguns princípios negativos. Aborda o problema do que os médicos *não devem fazer,* como a auto-propaganda e a aceitação de comissões por serviços não profissionais.

O código de ética é um princípio orientador que tem um agente de execução ou é apenas mais uma lista de desejos que não pode ser executada?

Os padrões éticos da profissão médica estão a sofrer um declínio constante, graças a um sistema orientado para o mercado que ignorou os conceitos altruístas dos primeiros professores da arte. Atualmente, a medicina e a medicina dentária corporativas degeneraram numa prática comercial comum, cujas preocupações são estritamente regidas por questões de lucros e perdas. Embora este fenómeno tenha criado raízes nos nossos jovens, está a surgir uma nova ordem mundial que influencia a saúde e os estilos de vida saudáveis. O direito sanitário internacional está a ganhar relevância num mundo que se tornou pequeno devido ao aumento da mobilidade e dos transportes internacionais. Um sistema de comunicação eficaz levou a medicina mundial de ponta até à porta de cada um de nós. O outro lado é uma série de novas questões éticas pertinentes que a tecnologia introduziu. Estas incluem o transplante de tecidos, a doação de órgãos, a engenharia genética e a clonagem e uma série de outras questões que ultrapassam o âmbito deste capítulo sobre ética dentária. Questões como os direitos humanos e os direitos universais à integridade física regem as leis internacionais de saúde.

A implementação e o reforço da base concetual das leis da saúde estão ainda a dar os primeiros passos. A Comissão dos Direitos do Homem das Nações Unidas, o Tribunal Europeu dos Direitos do Homem e a Organização Mundial de Saúde são alguns dos grupos que trabalham para atingir estes objectivos.

Algumas das normas e declarações éticas mais conhecidas são as seguintes

1. Declaração de Genebra. (Alterada em Sydney 1969).
2. Declaração de Tóquio, 1975.
3. Código Internacional de Ética e outros.

Mais perto de nós, na Índia, temos alguns códigos de ética bem conhecidos. São eles:

1. O Código de Ética Médica, 1972
2. Regulamento (Código Deontológico) dos Dentistas, 1976.
3. Regulamentos dos médicos homeopatas (conduta profissional, etiqueta e código de ética), 1982

2. DEFINIÇÃO

A ética é definida como a ciência do carácter e do comportamento humanos em situações em que é necessário fazer distinções entre o certo e o errado, cumprir os deveres e manter boas relações interpessoais ([8]). A ética médica é um sistema de princípios morais que aplica valores e juízos à prática da medicina, enquanto o dilema ético médico é um tipo de comportamento ou fenómeno dos prestadores de cuidados de saúde que tem potencial para se tornar um problema.

3. DILEMA ÉTICO

Há três condições que devem estar presentes para que uma situação seja considerada um dilema ético.

A primeira condição ocorre em situações em que um indivíduo, chamado "agente", tem de tomar uma decisão sobre qual o melhor curso de ação.

A segunda condição para o dilema ético é a existência de diferentes cursos de ação à escolha.

Em terceiro lugar, num dilema ético, independentemente da linha de ação adoptada, algum princípio ético fica comprometido. Por outras palavras, não existe uma solução perfeita. Existem dois tipos de dilemas: um dilema ético "absoluto" ou "puro" ocorre apenas quando duas (ou mais) normas éticas se aplicam a uma situação, mas estão em conflito entre si. Um dilema "aproximado" ocorre quando há conflitos entre valores, leis e políticas.

Passos para abordar um dilema ético

Incluem o reconhecimento da situação como uma situação que levanta um problema ético, a decomposição do dilema nas suas partes componentes, a procura de informação adicional, incluindo o ponto de vista do doente, a identificação de qualquer lei ou orientação profissional relevante, a sujeição do dilema a uma análise crítica, a justificação da decisão com argumentos sólidos [9].

4. ASPECTOS ÉTICOS EM ODONTOPEDIATRIA

Começa logo na clínica, com a criança paciente que encontramos como pedodontistas, a criança paciente com quem devemos ser capazes de comunicar e a quem somos responsáveis por proporcionar tratamento dentário e saúde oral com base nos melhores conhecimentos científicos disponíveis, em combinação com a compreensão e experiência clínicas e tendo em consideração o ponto de vista do paciente. Assim, para além dos códigos de ética profissional a que temos de aderir, a ética no contexto da odontopediatria diz muito respeito à forma como olhamos para as crianças como indivíduos e como pacientes.

Ao longo da história, a sociedade tem encarado a criança como um indivíduo e como uma pessoa de forma muito diferente. O estatuto da criança na família, na sociedade e nas instituições de saúde tem variado muito ao longo dos anos e continua a haver diferenças consoante a cultura e a estrutura social. A nossa compreensão da criança hoje em dia é muito influenciada pelo nosso entendimento das competências da criança em termos de desenvolvimento psicológico, de competências linguísticas e de comunicação, bem como de novas formas de raciocínio sobre questões éticas e morais.

5. PRINCÍPIOS DE ÉTICA

Os princípios da ética são os seguintes:

1. Autonomia do doente (auto-governação)
2. Não maleficência (não causar dano)
3. Beneficência (fazer o bem)
4. Justiça (equidade)
5. Veracidade (veracidade)
6. Fidelidade
7. Confidencialidade

5.1 AUTONOMIA DO DOENTE (AUTO-GOVERNAÇÃO)

A autonomia é o primeiro princípio, um termo que deriva do grego: Autos (eu) e Nomos (regra, governo ou lei). Com base nos trabalhos de **John Stuart Mill,** e de acordo com uma interpretação liberal, a liberdade individual e a auto-determinação pessoal não podem ser separadas.

De acordo com este princípio, o dentista tem o dever de respeitar os direitos do paciente à autodeterminação e à confidencialidade.

De acordo com este princípio, as principais obrigações do dentista incluem o envolvimento dos pacientes nas decisões de tratamento de uma forma significativa, tendo em devida consideração as necessidades, desejos e capacidades do paciente e salvaguardando a privacidade do paciente.

Atualmente, a autonomia é geralmente entendida como a capacidade de autogoverno. Uma vez que a ética e a moral exigem decisões tomadas de forma autónoma, a autonomia tem um lugar de grande destaque em todas as aulas de moral. Respeitar a autonomia de alguém implica reconhecer o direito dessa pessoa a fazer escolhas informadas com base nos seus próprios valores e desejos e sem coação ou influência indevida de outros.

De acordo com este ponto de vista, o respeito não se limita a abster-se de interferir nas escolhas dos outros, mas também exige que lhes seja dada a oportunidade adequada para exercerem a sua autonomia. Além disso, os outros são obrigados a proteger a confidencialidade, a respeitar a privacidade e a dizer a verdade. Embora se tenha verificado que os doentes preferem que as decisões sejam tomadas principalmente pelos seus médicos e não por eles próprios, é um direito básico de cada indivíduo ser informado do seu estado e tomar decisões deliberadas.

Uma vez que a medicina dentária moderna tornou possível o tratamento de casos que anteriormente não eram tratáveis, a preocupação com o consentimento informado e a autonomia do doente torna-se mais evidente. Os dentistas têm o dever de informar os doentes sobre as suas opções de tratamento, incluindo as vantagens e desvantagens; e se é apropriado considerar um encaminhamento para especialistas. O doente é quem toma as decisões finais sobre a escolha do tratamento e sobre a escolha do profissional para efetuar o tratamento ou para fazer o acompanhamento após o encaminhamento ou a segunda opinião. Existe uma grande diferença entre as necessidades dos doentes e os seus interesses.

Assim, é muito importante obter o consentimento informado e atuar de acordo com as necessidades ou, quando racional e possível, de acordo com o interesse do doente. O consentimento informado para o tratamento implica um processo em que o potencial doente recebe informações sobre as necessidades de tratamento e as alternativas de tratamento suficientes para que possa tomar uma decisão autónoma sobre o tratamento.

De acordo com a definição acima e devido ao grande número de materiais diferentes e técnicas diferentes disponíveis para os mesmos problemas ou problemas semelhantes, obter um verdadeiro consentimento informado é uma tarefa muito difícil, mas não impossível, para os dentistas.

Um exemplo em que a autonomia é posta em causa na prática dentária é a reabilitação de doentes com deficiência mental. Nestas circunstâncias, quanta informação precisa o paciente de saber para poder dar um consentimento informado ou é o paciente suficientemente competente para lhe ser dado o direito de tomar a decisão.

Em medicina dentária, pode implicar que um dentista se sobreponha à decisão autónoma de um doente competente para benefício próprio desse doente. É da responsabilidade do dentista determinar a capacidade de tomada de decisão de cada doente e, em caso de deficiência mental, é necessário explicar a um substituto competente. Os valores do doente podem entrar em conflito com as recomendações do dentista e estes conflitos podem levar a decisões paternalistas. Por exemplo, o dentista pode decidir reter informação de um doente competente para o influenciar indevidamente. O dentista deve ter em conta os valores e as preferências pessoais do doente e deve envolver o doente no processo de tomada de decisão, se este for considerado capaz. Por vezes, os doentes não compreendem as consequências dos seus pedidos ou têm expectativas irrealistas em relação aos resultados. Nesses casos, é necessária uma educação adicional do paciente ou uma explicação a um substituto.

A Associação Dentária Americana (ADA) aceitou o princípio do respeito pela autonomia. Isto significa que os dentistas têm o dever de tratar os seus pacientes sem coação, de acordo com a sua vontade, dentro do âmbito do tratamento aceite, tendo em devida consideração as necessidades, os desejos e as capacidades do paciente, e de salvaguardar a sua privacidade.[8]

5.2 NÃO MALEFICÊNCIA (NÃO CAUSAR DANO)

A "não maleficência" é o segundo princípio, derivado da antiga máxima "primum non nocere" que, traduzida do latim, significa "primeiro, não causar dano". Trata-se de uma obrigação de evitar danos intencionalmente e de proteger os doentes de danos e impõe aos médicos o dever de minimizar os riscos para os seus doentes. O dentista tem o dever de se abster de prejudicar o doente. Uma vez que a não maleficência está muitas vezes relacionada com a consideração nas decisões de fim de vida, os dentistas não estão frequentemente envolvidos na tomada de decisões efectivas sobre a retirada ou a manutenção do tratamento dos doentes. No entanto, no decurso dos cuidados prestados aos doentes, existem algumas situações em que alguns tipos de danos parecem inevitáveis, e os dentistas são muitas vezes moralmente obrigados a escolher o menor dos dois, embora o menor possa ser determinado pelas circunstâncias.

De acordo com as diretrizes da ADA, o princípio exprime a ideia de que os profissionais têm o dever de proteger os pacientes contra danos. De acordo com este princípio, o principal dever do dentista é manter actualizados os seus conhecimentos e competências. Conhecer as suas próprias limitações e saber quando deve recorrer a um especialista ou a outros profissionais e saber quando e em que circunstâncias a delegação dos cuidados dos pacientes a auxiliares é apropriada são outros requisitos morais da profissão de dentista. Os dentistas devem procurar consulta, se possível, sempre que o bem-estar dos pacientes precisar de ser salvaguardado ou melhorado através da utilização de pessoas com competências, conhecimentos ou experiência especiais.

Este princípio também indica que não é ético que um dentista exerça a sua atividade enquanto estiver a abusar de substâncias controladas, álcool ou outros agentes químicos que prejudiquem a capacidade de exercer a profissão. Os dentistas que tenham conhecimento em primeira mão de que um colega está a exercer medicina dentária quando está incapacitado têm a responsabilidade ética de comunicar tais provas à comissão de assistência profissional de uma sociedade dentária.

A obrigação de denunciar incompetência, má conduta ou deficiência por parte dos colegas é realçada nos códigos de ética dentária. Por exemplo, os Princípios de Ética e o Código de Conduta Profissional da Associação Dentária Americana afirmam que "os dentistas devem ser obrigados a comunicar à agência de controlo adequada os casos de tratamento incorreto grave ou contínuo por parte de outros dentistas" e "todos os dentistas têm a obrigação ética de instar os colegas com deficiências químicas a procurar tratamento". Os dentistas devem denunciar às autoridades competentes qualquer interferência injustificada nos cuidados dos seus doentes, especialmente se estiverem a ser negados direitos humanos fundamentais. Se as autoridades não responderem, pode ser possível obter ajuda de uma associação dentária nacional, da FDI e de organizações de direitos humanos.

O adiamento ou a recusa de cuidados nas situações em que a idade, o comportamento, a incapacidade de cooperar, a deficiência ou o estado clínico do paciente complicam a prestação do melhor tratamento, podem resultar em dor desnecessária, desconforto, aumento das despesas de tratamento e diminuição dos resultados em termos de saúde oral, o que é contrário ao princípio da não maleficência.

5.3 BENEFICÊNCIA

A beneficência *("fazer o bem"),* o terceiro princípio da moral, explica-se pela máxima "fazer o bem e evitar o mal".

Quando faço o bem, sinto-me bem; quando faço o mal, sinto-me mal. É essa a minha religião. '

Abraham Lincoln

A beneficência denota a prática de boas acções e tem o significado de uma obrigação de beneficiar os outros ou de procurar o seu bem em si mesmo. A beneficência, como princípio da ética médica, é um dever, distinto e diferenciado da misericórdia, da bondade ou da caridade. O dentista tem o dever de promover o bem-estar do doente.

Este princípio exprime o conceito de que os profissionais têm o dever de atuar em benefício dos outros. De acordo com este princípio, a principal obrigação do dentista é o serviço ao paciente e ao público em geral. O aspeto mais importante desta obrigação é a prestação competente e atempada de cuidados dentários dentro dos limites das circunstâncias clínicas apresentadas pelo paciente, tendo em devida consideração as necessidades, desejos e valores do paciente. As mesmas considerações éticas aplicam-se quer o dentista se envolva em honorários por serviço, cuidados geridos ou qualquer outro acordo de prática. Os dentistas podem optar por celebrar contratos que regem a prestação de cuidados a um grupo de pacientes; no entanto, as obrigações contratuais não dispensam os dentistas do seu dever ético de colocar o bem-estar do paciente em primeiro lugar.

De acordo com os códigos de conduta profissional da ADA, a beneficência, enquanto princípio, impõe o conceito de que os dentistas, enquanto profissionais de saúde, têm de exercer a sua atividade em benefício dos seus pacientes e têm de considerar este facto como um dever.

De acordo com este princípio, os dentistas têm de proporcionar o melhor para os interesses do paciente. O tratamento dentário deve resultar expressamente numa melhoria das condições de saúde oral do paciente. O objetivo final do tratamento deve ser a otimização da função oral e/ou da aparência do conjunto dentário para o doente. A concretização deste objetivo será influenciada por variáveis como a idade do doente, o seu estado de saúde geral, a anatomia subjacente e o cumprimento das instruções de higiene oral. Os dentistas têm a obrigação ética concomitante de respeitar o direito do doente adulto à auto-determinação e à confidencialidade e de promover o bem-estar de todos os doentes. Deve ter-se o cuidado de respeitar os desejos de um paciente adulto que pede que um caso suspeito de abuso e/ou negligência não seja notificado, sempre que tal notificação não seja obrigatória por lei. Com a autorização do paciente, podem ser procuradas outras soluções possíveis [8].

5.4. JUSTIÇA (EQUIDADE)

O quarto princípio moral é a **justiça ("Fairness")**. A justiça é geralmente caracterizada como sendo justa, mas exige a consideração de questões sociais mais amplas de equidade e distribuição de serviços. No entanto, há que ter em conta que a justiça não se limita a garantir a equidade, mas também os compromissos que são inevitavelmente necessários quando se trata de dignidade, veracidade e sustentabilidade. O conceito de justiça deve ser alargado para incluir o que é justo para a comunidade. Por exemplo, um indivíduo ou um empresário pode querer manter certas informações privadas ou confidenciais, mas estas podem não ser justas para a comunidade.

O dentista tem o dever de tratar as pessoas de forma justa. Este princípio exprime o conceito de que os profissionais têm o dever de ser justos nas suas relações com os pacientes, os colegas e a sociedade. Segundo este princípio, as principais obrigações do dentista incluem tratar as pessoas de forma justa e prestar cuidados dentários sem preconceitos. No seu sentido mais lato, este princípio exprime o conceito de que a profissão de dentista deve procurar ativamente aliados em toda a sociedade em actividades específicas que ajudem a melhorar o acesso aos cuidados de saúde para todos.

Embora os dentistas, ao servirem o público, possam exercer um poder discricionário razoável na seleção de pacientes para os seus consultórios, não devem recusar-se a aceitar pacientes nos seus consultórios ou negar serviços dentários a pacientes devido à sua raça, credo, cor, sexo ou origem nacional.

Um dentista tem a obrigação geral de prestar cuidados a quem deles necessita. A decisão de não prestar tratamento a um indivíduo por este estar infetado com o Vírus da Imunodeficiência Humana, o Vírus da Hepatite B, o Vírus da Hepatite C ou outro agente patogénico transmitido pelo sangue, baseada apenas nesse facto, não é ética. As decisões relativas ao tipo de tratamento dentário prestado ou aos encaminhamentos efectuados ou sugeridos devem ser tomadas na mesma base em que são tomadas em relação a outros pacientes. Tal como acontece com todos os pacientes, o dentista deve determinar se necessita das competências, conhecimentos, equipamento ou experiência de outrem. O dentista deve também determinar, após consulta do médico do paciente, se for caso disso, se o estado de saúde do paciente seria significativamente comprometido pela prestação de tratamento dentário.

Os dentistas devem tomar medidas razoáveis para os cuidados de emergência dos seus pacientes registados e devem ser obrigados, quando consultados em caso de emergência por pacientes não registados, a tomar medidas razoáveis para os cuidados de emergência. Se for prestado um tratamento em , o dentista, após a conclusão do tratamento, é obrigado a reencaminhar o paciente para o seu dentista habitual, exceto se o paciente revelar expressamente uma preferência diferente.

Para atuar respeitando a prima facie, um dentista tem a obrigação geral de prestar cuidados a quem precisa. A decisão de não prestar tratamento a alguém, só porque o indivíduo tem uma situação ou condição específica, como a SIDA ou é seropositivo, ou tratar os doentes com discriminação racial ou sexual, não é ética[8].

Edward Everett Hale escreveu:

Eu sou apenas um.
Mas continuo a ser um.
Não posso fazer tudo,
Mas ainda posso fazer alguma coisa;
E porque não posso fazer tudo
Não me vou recusar a fazer aquilo que posso fazer. '

Em última análise, a justiça expressa que o dentista deve lidar de forma justa com os doentes, os colegas e o público.

Anteriormente, os médicos também estavam abrangidos por várias leis, ou seja, a Lei dos delitos, IPC, etc., mas desde a aprovação da Lei de Proteção do Consumidor em 1986, os litígios contra os médicos estão a aumentar.

5.5 VERACIDADE (VERACIDADE)

O pedodontista tem o dever de comunicar com verdade. Este princípio expressa o conceito de que os profissionais têm o dever de ser honestos e fiáveis nas suas relações com as pessoas e as obrigações primárias do dentista incluem o respeito pela posição de confiança inerente à relação pedodontista-paciente, comunicando com verdade e sem enganos, e mantendo a integridade intelectual. Dizer a verdade é um componente vital numa relação médico-doente; sem este componente, o médico perde a confiança do doente. Um doente autónomo tem não só o direito de conhecer (divulgação) o seu diagnóstico e prognóstico, como também tem a opção de renunciar a essa divulgação. No entanto, o médico deve saber qual destas duas opções o doente prefere.

Nos Estados Unidos, a revelação total ao doente, por mais grave que seja a doença, é atualmente a norma, mas não era assim no passado. A resistência significativa à revelação total era altamente prevalecente nos EUA, mas registou-se uma mudança acentuada nas atitudes dos médicos a este respeito. Em 1961, 88% dos médicos inquiridos indicavam a sua preferência por evitar a revelação de um diagnóstico; em 1979, no entanto, 98% dos médicos inquiridos eram favoráveis a essa revelação. Esta mudança acentuada é atribuível a muitos factores que incluem - sem ordem de importância implícita - o progresso educativo e socioeconómico, uma maior responsabilidade perante a sociedade e a consciência de transgressões clínicas e de investigação anteriores por parte da profissão.

É importante notar que os inquéritos realizados nos EUA mostram que os doentes com cancro e outras doenças gostariam de ter sido plenamente informados dos seus diagnósticos e prognósticos. Fornecer informações completas, com tato e sensibilidade, aos doentes que querem saber deve ser a norma. As tristes consequências de não dizer a verdade sobre um cancro incluem privar o doente da oportunidade de realizar tarefas importantes da vida: aconselhar e despedir-se dos entes queridos, pôr em ordem os assuntos financeiros, incluindo a divisão de bens, reconciliar-se com familiares e amigos afastados, alcançar a ordem espiritual através da reflexão, da oração, dos rituais e dos sacramentos religiosos.

Em contraste com os EUA, a revelação total ao doente é muito variável noutros países. Um padrão contínuo nas sociedades não ocidentais é o facto de o médico revelar a informação à família e não ao doente. As razões prováveis para a resistência dos médicos em transmitir más notícias são a preocupação de que isso possa causar ansiedade e perda de esperança, alguma incerteza quanto ao resultado, ou a crença de que o doente não seria capaz de compreender a informação ou poderia não querer saber.[8]

5.6 FIDELIDADE

É a obrigação de cumprir promessas implícitas ou explícitas. O teólogo moral Paul Ramsey defende que a questão fundamental da ética nos cuidados de saúde se prende com o princípio da fidelidade. Nascemos no seio de pactos de vida com vida. Por natureza, escolha ou necessidade, vivemos com os nossos semelhantes em papéis ou relações. Por conseguinte, devemos perguntar: qual é o significado da fidelidade de um ser humano para com outro em cada uma destas relações? Esta é a questão ética. (Ramsey, 2002, p. xlv) A fidelidade está enraizada no respeito pelas pessoas e no facto de se dizer a verdade. A fidelidade às promessas é importante nas relações porque indica o nível de estima que se tem pelo outro e estabelece a confiança. Quando uma pessoa faz uma promessa, cria expectativas em relação à outra. A pessoa espera poder contar com a promessa e ter a certeza de que ela será cumprida. Quando uma enfermeira garante a um doente que este receberá uma gestão adequada dos sintomas durante a quimioterapia, a mensagem não tem significado a não ser que a enfermeira cumpra a promessa quando esta for efetivamente necessária durante o tratamento. A fidelidade é também importante nas interações com os pares da equipa de cuidados de saúde. Geralmente, as promessas feitas aos colegas não são explícitas, mas demonstram, através de acções, que as promessas implícitas estão a ser cumpridas em relação a aspectos importantes do trabalho em conjunto, como a honestidade, o não aproveitamento mútuo e a demonstração de fiabilidade para estar presente para ajuda e assistência quando necessário.

5.7 CONFIDENCIALIDADE

Ser dentista dá-nos muitos privilégios. Um deles é o direito de fazer perguntas de carácter confidencial aos pacientes. Além disso, existe o direito de esperar respostas e o direito de recusar efetuar o tratamento se essas respostas não forem dadas. No entanto, este privilégio implica também a obrigação de manter esta informação confidencial.

A expetativa de confidencialidade é fundamental para a confiança de um paciente num dentista e a obrigação de manter a confiança tem sido uma parte vital do código de ética médica estabelecido ao longo da história.

O Juramento de Hipócrates afirma: Tudo o que, no exercício da minha profissão ou no comércio quotidiano com os homens, chegar ao meu conhecimento e que não deva ser divulgado, manterei em segredo e nunca revelarei.

Este juramento antigo foi modificado pela Declaração de Genebra, passando a ter a seguinte redação

Respeitarei os segredos que me são confiados, mesmo depois de o doente ter morrido".[20]

As palavras podem ter mudado, mas não o requisito ético

5.7(a) THE GENERAL DENTAL COUNCIL (Londres)

O General Dental Council (GDC) faz uma declaração clara no que respeita à confidencialidade. A relação dentista/paciente baseia-se na confiança e um dentista não deve revelar a terceiros informações sobre um paciente obtidas no âmbito da sua atividade profissional sem a autorização do paciente. Se o fizer, pode ser acusado de falta profissional grave. A legislação e a ética dentárias devem também estar cientes de que o dever de confidencialidade se estende a outros membros da equipa dentária. Quando a informação é mantida em computador, o dentista deve também ter em conta as disposições da Lei de Proteção de Dados.

No entanto, podem existir circunstâncias em que o interesse público se sobrepõe ao dever de confidencialidade do dentista e em que a divulgação se justifica. Um dentista nessa situação deve consultar uma organização de defesa, uma organização profissional ou outro consultor adequado.

As comunicações com os doentes não devem comprometer a sua confidencialidade. No interesse da segurança e da confidencialidade, por exemplo, é aconselhável que todas as comunicações postais aos doentes sejam enviadas em envelopes selados.

Este código de conduta da GDC transmite duas mensagens: por um lado, que a confidencialidade é geralmente absoluta e se estende a todos os membros da equipa dentária. Para além disso, independentemente do formato em que a informação é conservada, a obrigação continua a ser a mesma. No entanto, o GDC também reconhece que, em determinadas circunstâncias, o interesse público ultrapassa o dever de confidencialidade do dentista e a divulgação de informações é justificável.

A confidencialidade será quase sempre absoluta. Trata-se de um requisito fundamental de uma boa prática clínica. Os doentes não revelarão informações aos médicos se recearem que estas possam ser transmitidas a terceiros. De facto, a confidencialidade constitui a pedra angular da confiança em qualquer relação profissional. O doente deve também ser protegido da angústia e da possível estigmatização e discriminação que podem ser causadas se a sua privacidade for traída.

Além disso, de um ponto de vista coletivo, os doentes podem estar mais inclinados a procurar cuidados de saúde, ou pelo menos a não ignorar os problemas de saúde, se tiverem a certeza de que a sua privacidade será mantida.[20]

5.7(b) INFORMAÇÕES CONFIDENCIAIS

O que é que constitui informação confidencial? Existem circunstâncias em que a divulgação de informações é aceitável? É razoável dizer à esposa de um paciente confidencial, que telefona para perguntar se o marido está a fazer tratamento dentário no seu consultório, que sim, ele está lá ou deve ser informada de que a informação é confidencial?

Devem ser fornecidas informações a um professor que telefona para saber o paradeiro de um aluno a uma determinada hora? Os profissionais de medicina dentária têm o dever legal e ético de manter a confidencialidade das informações dos pacientes.

Pode ser útil considerar a situação do ponto de vista do doente. É razoável perguntar como nos sentiríamos se a nossa própria informação fosse conhecida por outros para além de nós próprios e do nosso dentista. Este não é um padrão objetivo, mas deve fazer com que o operador pare para pensar. Deverão os outros ser tratados de forma diferente daquela que escolheríamos para nós próprios? Felizmente, não é necessário tomar uma decisão puramente pessoal para cada caso.

5.7(c) O DEVER JURÍDICO DE CONFIANÇA

Diversos processos judiciais de renome estabeleceram o dever legal de confiança e desenvolveram o princípio de que existem três elementos necessários para estabelecer uma violação desse dever.

- A informação deve ter a necessária qualidade de confiança.
- As informações devem ser divulgadas em circunstâncias que impliquem uma obrigação de confidencialidade (esta pode ser uma inferência retirada das circunstâncias).
- A divulgação não autorizada pode causar danos ao confidente.

As circunstâncias do ambiente de cuidados de saúde implicam, sem dúvida, uma obrigação de confiança e a divulgação não autorizada desta informação constituiria uma violação desta obrigação, independentemente de ter ou não ocorrido um dano efetivo ao doente.

Além disso, o GDC deixa claro que a obrigação se estende a outros membros da equipa de trabalho.

Os dentistas devem ser claros quanto às suas próprias obrigações. É possível reconhecer que um membro de uma família esteve presente no consultório a uma determinada hora num determinado dia, se tal for solicitado por outro membro dessa família?

O dentista deve manter-se sempre muito cauteloso. Podemos não conhecer as circunstâncias da situação ou a razão pela qual um pedido nos foi feito. Podem existir motivos ocultos muito sérios por detrás de uma pergunta aparentemente inocente.

O dilema sobre o que é confidencial exige obviamente uma avaliação individual dos factos. No entanto, para além das orientações legais acima referidas, é útil recordar que a informação pessoal de saúde, obtida no decurso da consulta e do tratamento, é confidencial e, para efeitos de confidencialidade, indivisível. Por conseguinte, nenhuma parte da informação deve, em circunstâncias normais, ser divulgada a terceiros, incluindo familiares, que não estejam envolvidos no tratamento do doente, sem a autorização deste, nem a informação pode ser divulgada seletivamente.

No entanto, a decisão de divulgar ou não informações pode ser incómoda. Os pacientes podem frequentar o dentista há muitos anos. Podem ser considerados como amigos. No entanto, os dentistas estão vinculados ao código legal e ético da profissão. A resposta a uma pergunta à qual não podemos responder não tem de ser "Não posso dizer-lhe" ou "Não quero dizer-lhe".

Uma expressão mais adequada seria: "Receio que o código ético e jurídico da minha profissão me impeça de lhe dar uma resposta a essa pergunta". Assim, a recusa não parte dos dentistas enquanto indivíduos. Por conseguinte, a lei prevê princípios gerais que podem ser aplicados a situações individuais.

5.7(d) O PACIENTE LEGALMENTE INCAPAZ

O dever de confidencialidade aplica-se a todos os doentes? Consideremos o doente infantil ou o doente mentalmente desfavorecido. O dever de confidencialidade estende-se a eles? No caso do doente menor, a lei estabelece que deve haver uma idade definida antes da qual um doente não tem consentimento sobre o seu corpo. Além disso, este deve incluir o poder de decisão sobre os registos confidenciais relativos à sua confidencialidade. No entanto, também foi reconhecido que, em termos práticos e lógicos, não pode haver um momento súbito, com base na idade, em que um jovem adquire o discernimento e a maturidade necessários para essa capacidade de consentimento. O doente que, em termos jurídicos, não tem direito a consentir na véspera do seu 16º aniversário, não sofre alterações significativas do seu estado mental no dia seguinte. Em termos jurídicos, ficou portanto claramente estabelecido no caso Gillick que o consentimento e os direitos legais à confidencialidade dependem não só da idade mas também da compreensão. Se, na opinião do clínico, o paciente tem compreensão suficiente e possui inteligência suficiente para ser capaz de decidir por si próprio, então deve ser capaz de controlar a divulgação dos seus registos de saúde.

No caso do doente mentalmente desfavorecido, aplica-se a mesma regra geral. Se o doente tiver, na opinião do médico, um nível de compreensão adequado, também tem o direito de consentir ou recusar o tratamento e, por conseguinte, por definição, também tem o direito de controlar a divulgação dos seus registos de saúde.

5.7(E) DIVULGAÇÃO JUSTIFICADA

Tendo descrito as razões pelas quais a informação sobre os doentes deve, e deve, ser considerada confidencial, existem circunstâncias em que a divulgação da informação sobre os doentes se pode justificar?

É preciso lembrar que as informações pertencem ao paciente e não ao dentista. Por conseguinte, o paciente pode autorizar a divulgação de qualquer informação pessoal a terceiros. Os terceiros incluem empresas que procuram informações relacionadas com pedidos de indemnização, por exemplo, solicitadores que actuam em nome do paciente ou de outros.

No entanto, existem certas circunstâncias em que a divulgação sem o consentimento do paciente, ou mesmo sem o seu conhecimento, se justificaria? Tais circunstâncias seriam extremamente raras no caso dos registos dentários, mas existem. A regra deve ser a de que existe uma justificação individual, baseada nas circunstâncias individuais da situação, ou uma justificação ou obrigação legal. As seguintes situações podem permitir a divulgação sem consentimento.

- Sempre que exista um requisito legal ou estatutário, este pode incluir:
    - certas doenças infecciosas (entre as quais o VIH não é uma delas)
    - ferimentos graves ou ocorrências perigosas
    - certos actos do Parlamento.
- Quando ordenado por um tribunal. Para tal, é necessária uma ordem do tribunal e não apenas um pedido de um advogado.
- Quando, em circunstâncias particulares, por razões médicas, for considerado indesejável obter o consentimento do paciente, as informações relativas à saúde do paciente podem, por vezes, ser dadas confidencialmente a um familiar próximo.
- Esta seria uma ocorrência extremamente rara em medicina dentária e o respeito pela autonomia do paciente continua a ser primordial. Como demonstrado num caso médico bastante recente, a existência de "laços de sangue" não confere, por si só, o direito à aquisição de informações confidenciais.
- Para efeitos de um projeto de investigação médica aprovado por um comité de ética reconhecido. Na maioria dos casos, a utilização de qualquer material do paciente depende do consentimento total para a sua utilização. No entanto, certos projectos de investigação, pela sua natureza e metodologia, exigem que o paciente não tenha conhecimento. Estes factores serão cuidadosamente ponderados e justificados por um comité de ética de investigação reconhecido pela Confidencialidade. O dentista deve

estar convencido da validade do projeto de investigação.

- Identificação de pessoas desaparecidas e falecidas. Muitas vezes, o único método de identificação de restos mortais humanos são os registos dentários. Se o dentista considerar que se justifica a divulgação de registos confidenciais per se, tal pode ser feito. Pode também justificar-se para minimizar o sofrimento dos familiares.

O General Dental Council afirma que: Pode haver circunstâncias em que o interesse público se sobreponha ao dever de confidencialidade de um dentista e em que a divulgação se justifique". A decisão deve basear-se nas circunstâncias.

O dever para com o nosso doente pode ser ultrapassado pelo dever para com a sociedade e outros indivíduos. Este tipo de decisão pode ser muito difícil de tomar, mas o código de conduta ética do GDC fornece orientações, tal como as orientações da British Dental Association. Cada situação, em caso de dúvida, deve também ser discutida com uma organização de defesa dentária antes de ser tomada qualquer ação. Na maioria dos casos, uma decisão instantânea não é necessária nem justificada. O tempo de reflexão é geralmente bem empregue.

As situações em que existe uma obrigação legal clara de divulgar informações, por exemplo, uma ordem judicial, não apresentam qualquer dilema. O Estado de direito é absoluto. No entanto, outras circunstâncias são menos claras. Em cada situação, pode ser aconselhável considerar três questões.

Quem precisa de saber? Esta questão pode colocar problemas. A identidade do requerente pode ser difícil de verificar. Os pedidos de informação por telefone devem ser tratados com desconfiança, a menos que a pessoa seja bem conhecida. O encontro com um familiar ou prestador de cuidados pela primeira vez pode exigir uma verificação adicional do seu estatuto. Mais uma vez, uma decisão instantânea pode ser insensata e pode ser conveniente adiar a decisão para obter mais informações.

Porque é que eles precisam de saber? A questão central é: "Poderá a divulgação da informação ser benéfica para o doente ou, inversamente, para o público em geral, dependendo das circunstâncias?" Se a resposta for "não", então a divulgação da informação não se justifica.

Que razões podem justificar a divulgação de tais informações? Esta terceira questão segue de perto a segunda. O médico tem de tomar uma decisão que, embora correta, pode ser muito impopular. É aconselhável dispor de tempo para refletir e pedir aconselhamento, mas a decisão final e a responsabilidade final cabem ao médico. Deve estar convencido de que a decisão é justificada e, se necessário, estar preparado para a defender em tribunal ou perante o GDC.

Um último ponto a considerar quando se divulga informação, com ou sem o consentimento do doente, é qual a parte do registo do doente ou qual o item de informação que deve ser divulgado. Se todo o registo for divulgado, poderá estar a ser dada mais informação do que a justificada.

Em conclusão, a autonomia do doente é primordial. No entanto, numa pequena minoria de casos, pode justificar-se a prestação de informações. Nestas circunstâncias, o dever de confidencialidade para com os doentes pode ser violado.

5.7(f) ACESSO DOS PACIENTES AOS SEUS REGISTOS: A LEI

No entanto, não só deve ser mantida a confidencialidade dos registos dos doentes, como também é necessário manter e conservar em segurança os registos dos doentes para seu próprio acesso.

O direito de acesso do doente aos seus registos tem vindo a evoluir desde que a legislação de 1970, substituída em 1981, exigiu a divulgação dos registos médicos antes de um julgamento. O objetivo era poupar tempo e evitar que casos fracos chegassem a tribunal, o que não aconteceria se ambas as partes conhecessem os factos antecipadamente. A partir deste requisito legal, começou a surgir uma onda de procura por parte do público de acesso aos seus próprios registos e da possibilidade de os corrigir. Este processo evoluiu da seguinte forma.

5.7(g) Lei sobre a proteção de dados de 1984

Esta lei aplicava-se a todas as informações pessoais contidas em registos informáticos. Os dentistas tinham de se registar no Registo de Proteção de Dados e cumprir uma série de princípios de proteção de dados. Além disso, os pacientes tinham o direito de aceder aos seus registos informáticos. As disposições desta lei foram mantidas e reforçadas pela Lei de Proteção de Dados de 1998.

5.7(h) ACESSO AOS RELATÓRIOS MÉDICOS ACT 1988

Os doentes adquiriram o direito de acesso aos relatórios elaborados por um médico ou dentista para efeitos de seguro ou de emprego.

5.7(i) ACESSO AOS REGISTOS DE SAÚDE ACT 1990

Os doentes receberam o direito de acesso aos seus registos manuais efectuados após 1 de novembro de 1991, sob reserva de certas excepções e isenções, e também o direito de solicitar a correção de uma entrada.

5.7(j) Lei sobre a proteção de dados de 1998

Esta legislação alarga os direitos dos doentes no que respeita ao "tratamento" da informação que lhes diz respeito. Alarga o seu controlo para impedir que a informação obtida por qualquer profissional de saúde seja utilizada sem o seu consentimento e exige que sejam "informados por qualquer responsável pelo tratamento de dados se os dados pessoais de que essa pessoa é titular estão a ser tratados por ou em nome desse responsável pelo tratamento de dados". Por conseguinte, os pacientes têm o direito legal de examinar e um direito crescente de controlar os seus registos médicos e dentários. Existem muito poucas excepções legais a este direito e é quase impossível pensar em alguma que se aplique à medicina dentária

6. CÓDIGO DE ÉTICA PARA DENTISTAS DO CONSELHO DENTÁRIO DA ÍNDIA

O presente regulamento pode ser designado por Regulamento dos Dentistas (Código Deontológico) de 1976. "Lei" significa a Lei dos Dentistas, 1948 (16 de 1948).

6.1 Declaração

Todos os dentistas inscritos (quer na parte A quer na parte B do registo dos dentistas do Estado) devem, no prazo de trinta dias a contar da data de entrada em vigor do presente regulamento, e todos os dentistas que se inscrevam após a entrada em vigor do presente regulamento devem, no prazo de trinta dias a contar dessa inscrição, fazer, perante o secretário do Conselho Estatal de Medicina Dentária, uma declaração sob a forma prevista para o efeito no anexo do presente regulamento e comprometer-se a respeitar o mesmo.[15]

6.2 Deveres e obrigações dos dentistas para com os pacientes e o público

Todos os dentistas devem:

A. Ter presente o elevado carácter da sua missão e as responsabilidades que lhe cabem no cumprimento dos seus deveres profissionais e lembrar-se sempre de que os cuidados a prestar ao doente e o tratamento da doença dependem da competência e da pronta atenção que demonstrar e lembrar-se sempre de que a sua reputação pessoal, capacidade profissional e fidelidade continuam a ser as suas melhores recomendações.

B. Considerar o bem-estar dos doentes como primordial em relação a todas as outras considerações e conservá-lo o mais possível.

C. Ser cortês, simpático, afável e prestável, e estar sempre pronto a responder às solicitações dos seus pacientes, e que, em todas as condições, o seu comportamento para com os seus pacientes e o público deve ser educado e digno.

D. Respeitar a pontualidade no cumprimento dos seus compromissos.

E. Considerar um ponto de honra aderir, com a maior uniformidade que as diferentes circunstâncias possam admitir, à remuneração dos serviços profissionais.

F. Não permitir que considerações de religião, nacionalidade, raça, casta e credo, política partidária ou posição social interfiram nos seus deveres para com os seus pacientes.

G. Guardar com a máxima confidencialidade todas as informações de carácter pessoal de que tenha conhecimento sobre um doente, direta ou indiretamente, no exercício da sua profissão; e ter em atenção que o pessoal auxiliar, nomeadamente os higienistas dentários e os mecânicos dentários e outro pessoal ao seu serviço, também respeitam esta regra, porque os conhecimentos ou as informações de um doente obtidos durante o exame e o tratamento são privilegiados e o dentista não é obrigado a revelar segredos profissionais, exceto com o consentimento do doente ou por ordem de um tribunal.

6.3 DEVERES DE UM DENTISTA PARA COM OUTRO

Todos os dentistas devem:

A. Terá orgulho nos seus colegas e não os menosprezará, nem por actos, nem por palavras.

B. Em caso algum, pensar ou fazer algo prejudicial aos interesses dos membros da fraternidade.

C. Honrar os acordos mútuos efectuados em matéria de remuneração, etc., quando um dentista é encarregado de cuidar de um paciente de outro dentista durante a doença ou ausência deste último.

D. Retirar-se a favor do dentista habitual depois de terminada a urgência, quando um dentista chamado em qualquer urgência para tratar o doente de outro dentista.

Nota: O médico tem o direito de faturar os seus serviços ao doente.

E. Instituir um tratamento correto imediatamente, com o mínimo de comentários e de forma a evitar qualquer reflexão sobre o outro dentista, se um dentista for consultado por um paciente de outro dentista e se este último encontrar provas irrefutáveis de que esse paciente sofre de um tratamento anterior incorreto.

F. Considerar como um prazer e um privilégio prestar um serviço gratuito a outro dentista , à sua esposa e aos seus familiares.

7. PRINCÍPIOS GERAIS DE UM CÓDIGO DEONTOLÓGICO DOS PROFISSIONAIS DE MEDICINA DENTÁRIA NOS PAÍSES DA UE [UNIÃO EUROPEIA]

Adotado em Helsínquia, em maio de 2002

Para salvaguardar a saúde do público e (nesse sentido) a proteção dos consumidores e, ao mesmo tempo, para orientar as associações membros da UE nos seus esforços de elaboração de um código deontológico para a profissão de dentista, o Comité de Ligação Dentária da UE adoptou o seguinte código deontológico.

Os quatro domínios deontológicos que se seguem representam a exigência deontológica de base e devem, por conseguinte, ser compilados no código deontológico de cada associação dentária nacional: deontologia para a profissão de dentista, o Comité de Ligação Dentária da UE adoptou o seguinte código deontológico.

Os quatro domínios deontológicos que se seguem representam os requisitos éticos básicos e devem, por conseguinte, ser compilados no código deontológico de cada associação dentária nacional.[16]

- **Relação dentista-paciente**

Um dentista

- Deve salvaguardar a saúde dos pacientes, independentemente do seu estatuto individual.
- Não deve prescrever ou efetuar tratamentos que não sejam necessários.
- Tem a liberdade de escolher entre aceitar ou recusar o tratamento de um doente, exceto para a prestação de cuidados de urgência, por razões humanitárias.
- Deve obter o acordo ou o consentimento adequado do paciente para o tratamento a efetuar. Para o efeito, devem ser fornecidas informações sobre o tratamento proposto, outras opções de tratamento e riscos materiais relevantes. O paciente deve ter a possibilidade de fazer perguntas. O paciente deve igualmente ser informado do custo do tratamento proposto, logo que este seja conhecido.
- Deve garantir o sigilo profissional e a segurança das informações de saúde pessoais. Devem ser mantidos registos médico-dentários exactos,

pormenorizados e pertinentes e o pessoal dentário deve estar consciente da necessidade de confidencialidade. Os dados devem ser obtidos e tratados de forma leal, para fins específicos, explícitos e legítimos e de acordo com os princípios da proteção de dados.

- Deve manter a confidencialidade e a segurança de todos os dados relativos aos doentes. Quando os dados são armazenados eletronicamente, devem ser tomadas precauções especiais de segurança para impedir o acesso a partir do exterior das instalações durante os procedimentos de transferência eletrónica ou de manutenção remota do sistema.
- Não podem transmitir a terceiros dados relativos a doentes, exceto quando tal se justifique pelo consentimento escrito do doente ou quando tal seja exigido por disposição legal. Todos os dados transmitidos a terceiros devem ser registados como tal.
- Deve assumir a responsabilidade pelo tratamento que efectua, no âmbito de um compromisso de envidar os melhores esforços.
- Deve encaminhar para aconselhamento e/ou tratamento qualquer paciente que exija um nível de competência superior ao seu. É obrigado a encaminhar um paciente para um colega de profissão para uma segunda opinião, se tal for solicitado pelo próprio paciente.
- Deve fornecer ao paciente, ou ao seu representante devidamente nomeado, informações corretas e não enganosas.
- Deve responder às queixas dos pacientes e tentar resolver o problema.

Conduta do dentista em relação ao público

Um dentista

- Devem atuar de forma a reforçar o prestígio e a reputação da profissão.
- Devem garantir que não induzem o público em erro no que respeita ao âmbito do direito aos cuidados ou à limitação da cobertura do seguro.

- Não deve induzir o público em erro nem pôr em causa a reputação profissional ou a integridade dos colegas.
- Podem prestar um serviço de informação, mas este deve respeitar as regras profissionais relativas, nomeadamente, à independência, à dignidade e à honra da profissão, ao segredo profissional e à lealdade para com o público e os outros membros da profissão.
- Deve cumprir a legislação nacional e qualquer código de ética nacional resultante, em relação ao comércio eletrónico no seu país de estabelecimento, para a prestação de serviços da sociedade da informação.
- Podem fornecer comunicações comerciais não solicitadas ao público sempre que tal seja permitido pela legislação nacional. Quando essas comunicações forem permitidas, os dentistas devem consultar regularmente e respeitar os registos de auto-exclusão, nos quais as pessoas que não desejem receber essas comunicações se podem inscrever.

o Quem está estabelecido num Estado-Membro onde a publicidade de serviços é permitida deve assegurar que essa informação é legal, decente e verdadeira e tem em conta a propriedade profissional.

Atitude dos dentistas em relação aos colegas de profissão

Um dentista

- Deve comportar-se perante todos os membros da equipa de saúde oral de forma profissional e estar disposto a ajudar os colegas profissionalmente e a respeitar as divergências de opinião profissional.
- O prestador de qualquer serviço não deve comparar as suas competências ou qualificações com as competências e qualificações de outros dentistas, aquando da descrição dos cuidados a prestar.

O exercício da profissão

Um dentista

- Deve exercer a sua missão para promover a saúde do indivíduo, e do público em geral, no respeito pela vida e pela humanidade. Deve exercer a sua profissão de acordo com os factos adquiridos da ciência.

- Tem de cuidar, com a mesma consciência, de cada um dos seus pacientes, qualquer que seja nomeadamente a sua origem, a sua moral e situação familiar, a sua pertença a qualquer grupo étnico, nação ou religião determinada, a sua deficiência ou estado de saúde, a sua reputação ou quaisquer sentimentos pessoais em relação a eles.
- Não deve abandonar o tratamento dos seus pacientes, exceto se o dentista tiver apresentado ao paciente todas as informações necessárias sobre o tratamento, se tiver assegurado a assistência de outro profissional e se tiver informado prontamente o paciente da sua decisão.
- Deve assumir a responsabilidade pela competência e pela conduta do seu pessoal e utilizar os auxiliares de ação dentária estritamente de acordo com a lei Deve continuar a desenvolver conhecimentos e aptidões profissionais ao longo da sua vida profissional, de modo a manter a qualidade dos cuidados prestados aos seus pacientes.
- Devem respeitar os costumes éticos nacionais que regem o exercício da profissão, a utilização de títulos, a criação, a extensão ou a aquisição de um consultório dentário.
- Não deve empregar ou trabalhar com uma pessoa que saiba ou suspeite estar a exercer ilegalmente a profissão.
- Deve sempre evitar falsas certificações, declarações enganosas, má conduta profissional ou abuso das relações profissionais normais.
- É obrigado a respeitar os direitos fundamentais da prática dentária, que incluem a liberdade de prescrição e de tratamento.
- Não pode abdicar do princípio da livre escolha do médico pelo paciente. Quaisquer que sejam as obrigações contratuais assumidas pelo dentista, este não pode abdicar da sua independência profissional e da sua responsabilidade perante o paciente.
- As pessoas envolvidas no tratamento de doentes devem estar devidamente seguradas ou indemnizadas em caso de acidentes ou de negligência
  Não deve pagar um incentivo financeiro ou outra forma de comissão a um terceiro ou a uma organização em troca de encorajar ou promover a aceitação

de cuidados dentários por parte de membros individuais do público. Não deve aceitar qualquer incentivo financeiro de terceiros para recomendar um regime dentário específico.[16]

8. RECOMENDAÇÕES DE CONSENSO DA IAPD

1. Cada paciente deve ser tratado de forma justa, sem preconceitos, julgamentos ou discriminação com base na sua cultura, religião, crenças, comportamento, necessidades especiais ou estado de saúde.
2. Não é ético ignorar a doença ou recusar o tratamento necessário. Os doentes devem ser encaminhados para outros profissionais de saúde que possam prestar o tratamento adequado se as necessidades do doente ultrapassarem o âmbito ou as competências do médico.
3. O consentimento informado deve preceder sempre o tratamento dentário. Os pais ou o tutor legal devem dar o consentimento em nome dos menores e dos pacientes com deficiências intelectuais.

   O consentimento informado deve incluir as seguintes informações: diagnóstico, opções de tratamento (incluindo a ausência de tratamento), riscos e benefícios, custos e encargos (sociais e outros) associados a cada opção, bem como a possibilidade de fazer perguntas.
4. Com exceção dos casos de abuso de crianças ou se a criança tiver atingido a idade de emancipação, um médico não pode agir no interesse superior da criança se os pais/tutor legal estiverem disponíveis para exercer o seu direito legal de o fazer.
5. O consentimento deve ser obtido do doente, independentemente da idade da criança. A criança deve, portanto, ser envolvida no planeamento do tratamento e nos processos de tratamento da melhor forma possível, ao ritmo e ao nível de compreensão da criança.[12]
6. Os benefícios do tratamento devem ser superiores aos riscos a que a criança está sujeita (incluindo radiações e técnicas de controlo do comportamento).

7. Os dentistas são responsáveis pelas suas decisões clínicas e éticas, independentemente das opiniões ou da influência dos pais/tutores legais ou dos proprietários de empresas.[12]

9. PRÁTICAS NÃO ÉTICAS: UM LADO NEGRO DA MEDICINA DENTÁRIA

As práticas não éticas são as seguintes

1. Emprego de um dentista na sua prática profissional de qualquer assistente profissional (que não seja um higienista dentário registado ou um mecânico dentário registado) cujo nome não esteja inscrito no Registo Estatal de Dentistas, para praticar medicina dentária, tal como definido na cláusula (d) da Secção 2 da Lei.
2. A criação, por qualquer dentista ou grupo de dentistas, da sua "clínica dentária" ou câmara(s) com o nome de "hospitais dentários".
3. Qualquer infração ao Drugs and Cosmetics Act, 1940 (23 de 1940), e às regras nele estabelecidas, com as alterações que lhe são introduzidas periodicamente, que implique um abuso dos privilégios conferidos ao dentista por esse diploma, quer essa infração tenha sido objeto de um processo penal ou não.
4. Assinar em seu nome e sob a sua autoridade qualquer certificado que seja falso, enganoso ou impróprio, ou dar certificados ou testemunhos falsos, direta ou indiretamente, sobre as supostas virtudes de agentes terapêuticos ou medicamentos secretos.
5. Imoralidade que implique abuso da relação profissional.
6. Ser cúmplice ou ajudar em qualquer tipo de prática ilegal.
7. Promessa de cura radical através do emprego de métodos secretos de tratamento.
8. Fazer publicidade, direta ou indiretamente, com o objetivo de obter pacientes ou de promover o seu próprio benefício profissional.

9. Aceitar a publicação de anúncios que elogiem ou chamem a atenção para as competências, conhecimentos, serviços ou qualificações do profissional, ou estar associado ou empregado por aqueles que obtêm ou sancionam essa publicidade ou publicação através de relatórios de imprensa.

10. Empregar qualquer agente ou angariador com o objetivo de obter pacientes; ou estar associado ou empregado por aqueles que procuram ou sancionam tal emprego.

11. Utilização ou exposição de qualquer sinal que não seja um sinal que, pela sua natureza, posição, dimensão e redação, seja apenas o necessário para indicar às pessoas que o procuram a localização exacta e a entrada das instalações do onde se exerce a atividade de dentista.

12. Utilização de painéis de sinalização com dimensões superiores a 0,9 metros por 0,6 metros e utilização de palavras como "Dentes", "Extração indolor" ou similares, ou de avisos relativos à prática em instalações que não sejam aquelas em que a prática é efetivamente exercida, ou de vitrinas, ou de sinais luminosos intermitentes e utilização de qualquer sinal que apresente outros elementos que não o seu nome e qualificações, tal como definidos na alínea j) do artigo 2.o da lei.

13. Afixação de uma placa de sinalização numa farmácia ou em locais onde o dentista não reside nem trabalha.

14. Inserção de quaisquer parágrafos e anúncios na imprensa, bem como o anúncio de nomes nas listas de negociação e a afixação dos seus nomes ou anúncios em locais de diversão pública, com exceção da mudança de endereço.

15. Permitir que o nome do dentista seja utilizado para designar artigos comerciais, tais como pasta de dentes, escova de dentes, pó dentífrico, produtos de limpeza líquidos ou similares, ou em circulares relativas a esses artigos, ou permitir a publicação da sua opinião sobre esses artigos nos jornais gerais ou leigos ou em revistas leigas[21]

16. Mencionar, a seguir ao nome do dentista, quaisquer outras abreviaturas,

exceto as que indicam as qualificações dentárias por ele obtidas durante a sua carreira académica em medicina dentária e que estão em conformidade com a definição de "qualificação dentária reconhecida", tal como definida na cláusula da secção 2 da Lei, ou quaisquer outras qualificações académicas reconhecidas.

17. Utilização de abreviaturas como

(i) RDP para Registered Dental Practitioner (profissional dentário registado),

(ii) MIDA para Membro da Associação Dentária Indiana

(iii) FICD para Fellow of International College of Dentists,

(iv) MICD para Master of International College of Dentists,

(v) FACD para Fellow ou American College of Dentists,

(vi) MRSH para membro da Royal Society of Hygiene, etc. e similares, que não são qualificações académicas.

Um dentista pode publicar um anúncio formal na imprensa, uma inserção por jornal, sobre o seguinte

a. Sobre o início dos treinos

b. Mudança do tipo de prática

c. Ao mudar de endereço

d. Em caso de ausência temporária do serviço

e. No regresso à prática

f. Sobre a passagem para outra prática

9.1 Ação por conduta pouco ética

Quando o conselho dentário estatal receber uma queixa ou uma informação segundo a qual um dentista recorre a uma prática pouco ética ou viola qualquer outra disposição do presente regulamento, o conselho dentário estatal em causa pode convidá-lo a dar explicações, após lhe ter dado uma oportunidade razoável de ser ouvido e após ter efectuado os inquéritos que considere adequados, decidir se tal prática equivale a uma conduta infame em qualquer aspeto profissional ou se viola qualquer uma das disposições de qualquer outro destes regulamentos e, em seguida, determinar a ação a tomar contra o dentista nos termos da Secção 44 da Lei[16].

10. QUESTÕES ÉTICAS NA GESTÃO DE CRIANÇAS NÃO CUMPRIDORAS

A aplicação de princípios éticos na medicina dentária ainda está a dar os primeiros passos, enquanto os médicos já têm décadas de experiência com a ética médica. A determinação do que constitui um comportamento ético e profissional é frequentemente uma questão de decisão pessoal. Os dentistas, enquanto indivíduos da comunidade profissional, têm a obrigação de tentar aplicar e interpretar os princípios gerais na sua prática quotidiana. Os dilemas na aplicação da ética à prática quotidiana da medicina dentária surgem principalmente em circunstâncias em que os quatro princípios enunciados acima estão em conflito.[11] Nós, tal como outros médicos, devemos ter em mente que os quatro princípios da ética biomédica, embora antigos e razoáveis, são hoje em dia considerados princípios de nível médio e cada um deles é apenas vinculativo prima facie. Não são absolutos e, como prestadores de cuidados de saúde, os dentistas devem considerar cada caso nas suas particularidades. Estes quatro princípios são diretrizes que apenas nos ajudam a focar a nossa mente no problema. Normalmente, não podemos utilizar estes princípios apenas para resolver dilemas éticos, porque nem sempre sabemos quais os princípios que devemos permitir que se sobreponham a outros.

Devem ser conduzidas estratégias de implementação bem planeadas que envolvam, por exemplo, a continuação das actividades de educação dentária existentes, tais como grupos de estudo e reuniões nacionais. Quanto à questão das influências socioeconómicas na aplicação dos princípios éticos no estabelecimento de uma diretriz, parece necessário recordar que os elementos culturais são importantes e devem ser tidos em conta.

Nós, dentistas, empenhamo-nos em adquirir conhecimentos, aperfeiçoar técnicas operatórias e assimilar as novas tecnologias que evoluem tão rapidamente. Por vezes, o curso da doença ou as decisões terapêuticas não são previsíveis. A relação médico-paciente é então posta à prova.

Os dentistas que exercem a sua atividade de forma ética e honesta não devem ter qualquer razão para recear. A lei, seja ela civil, penal ou do consumidor, só pode estabelecer os limites exteriores de uma conduta aceitável, ou seja, normas mínimas de cuidados e competências profissionais, deixando a questão do ideal para a própria profissão. Apesar de, com a liberalização e a globalização, a profissão médica ter estado sob grande pressão, chegou o momento de corrigir as coisas. Não vale a pena ficar a reclamar. Essa é uma abordagem negativa. De facto, todos nós devemos unir-nos e dar o nosso melhor aos doentes e liderar a outra elite.[11]

A vida e a ética evoluem na comunidade e manifestam-se na cultura. Todas as comunidades, grandes ou pequenas, estariam em grandes dificuldades se os seus membros não estivessem dispostos a unir-se para atingir os seus objectivos. A aplicação de princípios éticos pode parecer morosa no início, mas ajudaria os profissionais de medicina dentária a exercer uma prática mais segura e baseada na ética.

As crianças que recusam tratamento apresentam um problema ético particularmente difícil na prática da medicina dentária. A autonomia do doente, ou o direito de auto-determinação, incluindo o direito de recusar tratamento, é um direito fundamental de todos os doentes competentes. No entanto, como uma criança pode ser incapaz de avaliar as consequências das suas escolhas, por vezes optamos por ignorar a recusa de tratamento dentário por parte de um doente. Ao fazê-lo, assumimos um poder e uma responsabilidade consideráveis.

Ao prestarem cuidados a doentes pediátricos não conformes, os dentistas têm de gerir situações altamente emocionais, por vezes de forma instantânea. Esta situação é complicada pelo facto de os pais poderem recusar intervenções comportamentais essenciais, de as famílias não poderem, por vezes, pagar a anestesia geral indicada e de os terceiros pagadores poderem recusar-se a pagar os cuidados hospitalares necessários. Estes factores podem forçar compromissos na estratégia de gestão ou negar o acesso ao tratamento indicado, arriscando assim o trauma psíquico ou pondo em risco a saúde de uma criança ao nosso cuidado. As considerações financeiras, os desejos do doente e dos pais, as expectativas profissionais exigentes e os sentimentos pessoais são potenciais fontes de conflito. Embora a autoridade legal dos dentistas para utilizarem técnicas de controlo do comportamento tenha sido reduzida nos últimos anos, muitas crianças que crescem na sociedade mais permissiva de hoje resistem ao paternalismo antiquado, severo mas suave. Todas estas pressões podem complicar a tomada de decisões e obscurecer a nossa responsabilidade principal de considerar o melhor interesse de cada criança dentro de um sistema viável. Responder à questão do que devemos fazer numa determinada situação requer uma análise ética. Para tentar responder a esta questão no que diz respeito às intervenções de gestão do comportamento, vamos avançar passo a passo através de cinco áreas de consideração: as indicações para o tratamento, a autonomia do paciente, os benefícios do tratamento dentário versus os encargos de uma intervenção de gestão, os desejos dos pais e factores externos, tais como a atribuição de recursos. Estas considerações estão frequentemente inter-relacionadas e a sua importância relativa deve ser avaliada para se chegar a uma conclusão num caso particular.[11]

10.1 INDICAÇÕES DENTÁRIAS: O TRATAMENTO PLANEADO É REALMENTE NECESSÁRIO NESTE MOMENTO?

Quando um doente não pode ser persuadido a submeter-se voluntariamente a um tratamento, o primeiro passo é reconsiderar cuidadosamente a urgência das necessidades dentárias e determinar se o tratamento pode ser adiado ou evitado sem efeitos nocivos duradouros. Se a observação e a espera não implicarem um risco indevido para o paciente, então esta abordagem deve ser adoptada. As atitudes tradicionais relativas à gestão do comportamento, tais como "algo tem de ser realizado na altura da consulta dentária" e as estruturas de compensação que se baseiam no número de procedimentos realizados, pressionam os dentistas a realizar o tratamento planeado e não encorajam a reflexão sobre as consequências de adiar ou renunciar aos procedimentos.

10.2 ASSENTO: DEVEMOS IGNORAR A RECUSA DE TRATAMENTO DO DOENTE?

Não é concedida às crianças a autonomia legal, ou o direito de recusar ou consentir o tratamento, que é assegurado a indivíduos não incapacitados com idade igual ou superior a 18 anos (na maioria das jurisdições), porque podem não ser competentes para agir no seu próprio interesse

"As crianças são respeitadas como pessoas com uma capacidade em desenvolvimento para participar na tomada de decisões. A Assent pede que os pediatras envolvam as crianças na medida da sua capacidade; que as crianças participem na tomada de decisões sobre a sua saúde e cuidados de saúde na medida em que sejam capazes."

A capacidade de decisão varia de pessoa para pessoa, desde os bebés e as crianças muito pequenas, que demonstram pouca compreensão, até aos adolescentes, que demonstram uma compreensão considerável e que, por isso, devem ser autorizados a tomar decisões em matéria de cuidados de saúde dentro das suas capacidades, apesar do seu estatuto jurídico. Com base em estudos sobre o desenvolvimento cognitivo, foi sugerido que as crianças com menos de 7 anos de idade têm opiniões mágicas sobre a doença e têm muito pouca capacidade para avaliar as consequências das opções de tratamento. As crianças na faixa etária dos 7 aos 13 anos geralmente dão um peso desproporcionado ao benefício presente em comparação com os efeitos futuros, de modo que podem ser muito relutantes em escolher tratamentos dentários que requerem dor presente para alcançar benefícios futuros. (Esta relutância não ocorre exclusivamente em crianças).

No entanto, aos 14 ou 15 anos de idade, a maioria das crianças possui uma capacidade de tomada de decisão em matéria de cuidados de saúde igual à de um adulto médio. A estimativa da capacidade e a determinação do nível de envolvimento na tomada de decisões são da competência do profissional de saúde.

10.3 OS PAIS DÃO AUTORIZAÇÃO?

Para a proteção das crianças que não podem ponderar alternativas e tomar decisões informadas, temos de dispor de um mecanismo de tomada de decisões por outra parte ou "procurador". Foi proposto que "autorização" é um termo mais apropriado para a tomada de decisões por procuração do que o termo comummente utilizado "consentimento", que deve ser reservado a indivíduos competentes que decidem por si próprios. Esta terminologia ajuda a clarificar a questão ética e será utilizada aqui. Também deve ser salientado que a utilização da palavra "procuração" é incorrecta, uma vez que implica que a pessoa foi escolhida pela criança para agir como seu agente, quando, na realidade, a criança não fez tal escolha.

10.4 QUE TÉCNICAS DE GESTÃO SÃO INDICADAS E SE OS BENEFÍCIOS SÃO COMPENSADOS PELOS ENCARGOS?

Assumindo que decidimos que o tratamento é necessário e que é apropriado prosseguir apesar da recusa do paciente em consentir com o tratamento, o próximo passo é determinar que técnicas de gestão são susceptíveis de tornar o tratamento possível numa determinada situação, e se são do melhor interesse do paciente depois de pesar os riscos de danos contra os benefícios do tratamento. O objetivo de uma intervenção de gestão comportamental é permitir a prestação razoavelmente eficiente de cuidados dentários de qualidade satisfatória. Infelizmente, existem muito poucas provas científicas que indiquem a eficácia da maioria dos protocolos em uso. Na sua maioria, as avaliações são baseadas em experiências clínicas pessoais e partilhadas. Ao escolher entre várias opções de gestão, temos em consideração as exigências técnicas associadas à realização do tratamento necessário, a qualidade do tratamento dentário possível nas condições escolhidas e a quantidade de tratamento necessária. Entre as técnicas utilizadas, a anestesia geral é claramente eficaz e vários protocolos de sedação também foram determinados como sendo eficazes numa determinada percentagem do tempo. Não existem dados disponíveis sobre a eficácia das várias técnicas psicológicas positivas, do controlo da voz, da contenção, da mão sobre a boca ou da analgesia com óxido nitroso, embora todas sejam práticas consagradas pelo tempo e consideradas eficazes pelos profissionais que as utilizam. As diretrizes gerais para a seleção de pacientes para os quais é provável que as técnicas sejam eficazes podem ser encontradas nos Standards of Care for Behavior Management desenvolvidos pela Academia Americana de Odontopediatria.

Estas diretrizes salientam que a gestão do comportamento é em parte uma arte, que as abordagens variam consoante a personalidade e a formação do profissional e que as técnicas individuais são utilizadas como parte de um esquema mais vasto em resposta à criança individual. Estas múltiplas variáveis tornam extremamente difícil uma avaliação objetiva da eficácia.

Quando se decide utilizar uma técnica de tratamento, devem ser avaliados os riscos associados. O comportamento futuro de procura de saúde não deve ser posto em causa e a criança não deve ser prejudicada física ou emocionalmente durante o tratamento. A dor física e psicológica e a angústia devem ser mínimas e devem ser justificadas pelos benefícios para a saúde oral que a técnica de tratamento irá possibilitar. Infelizmente, existem muito poucas provas científicas que indiquem o potencial risco psicológico ou físico para a criança. A contenção pode proteger o paciente de lesões causadas pelo movimento durante o tratamento, mas pode ocorrer desconforto físico.

O uso excessivamente zeloso da mão sobre a boca pode resultar em lesões menores. Tradicionalmente, os dentistas pediátricos têm sido relutantes em utilizar a anestesia geral. Embora cerca de 1 em cada 10.000 de todos os pacientes anestesiados morra de causas primariamente atribuíveis à anestesia, o risco para pacientes saudáveis anestesiados para tratamento dentário é provavelmente consideravelmente menor. Esse risco é menor do que o de um ano de viagem normal de automóvel, durante o qual as taxas de mortalidade são de 2 em 10.000 pessoas. 10 Não existem dados fiáveis sobre a sedação que ocorre nos consultórios dentários, mas os estudos demonstraram taxas de mortalidade de cerca de 1 por 500.000 na prática cirúrgica oral e maxilofacial. Não estão disponíveis dados sobre a morbilidade. É difícil avaliar o potencial de danos psicológicos resultantes de intervenções de controlo do comportamento. Não há razão para suspeitar que qualquer dano resulte das técnicas psicológicas positivas utilizadas para obter a adesão do doente, tais como o "contar e mostrar", o reforço positivo e a modelação. Estas técnicas são informativas e, como tal, podem ser consideradas parte do dever do dentista para com o doente de explicar os procedimentos numa linguagem que o doente possa compreender.

Quando comparados com os riscos da anestesia geral, vale a pena questionar os riscos das técnicas que podem ser consideradas aversivas, como a mão sobre a boca, a contenção ou o controlo da voz. Uma grande variabilidade caracteriza o uso dessas técnicas histórica e individualmente, e essa variação é fundamental para avaliar o grau de risco psicológico para a criança. A maioria das técnicas pode ser utilizada de forma gentil e solidária, associada a um reforço positivo adequado, ou utilizada de forma punitiva ou ameaçadora; a forma como são utilizadas é muito mais importante do que as próprias técnicas. Embora a abordagem do castigo possa produzir efeitos imediatos no comportamento da criança e, por conseguinte, ser conveniente para o operador, pode resultar num aumento da ansiedade, do ressentimento e da raiva aberta ou encoberta. Foram demonstrados efeitos psicológicos como resultado do tratamento farmacológico com sedação oral e anestesia geral, embora tenham sido demonstrados efeitos positivos e negativos no comportamento de magnitude aproximadamente igual. Na ausência de provas claras, a estimativa do potencial de danos psicológicos e físicos deve ser deixada ao critério de cada médico.

10.5 Como é que os factores externos afectam a tomada de decisões?

Embora a medicina dentária se tenha tradicionalmente centrado nos cuidados individuais do doente, na realidade, os cuidados não ocorrem isoladamente nos encontros com um único doente. Os valores culturais, os factores económicos e as disposições institucionais influenciam as decisões relativas aos cuidados de saúde. Quase sempre a responsabilidade do dentista é promover o melhor interesse do doente individual, mas devem ser tomadas decisões sobre até que ponto os factores externos influenciarão as escolhas.

10.6 BENEFÍCIOS EDUCACIONAIS

Como parte necessária da formação dos profissionais de saúde, o tratamento dos pacientes é efectuado por estudantes e residentes em programas de formação. Muitas vezes, estes estudantes não são competentes em técnicas de gestão do comportamento e, como resultado de uma gestão inadequada, um paciente potencialmente cooperante pode sofrer uma experiência dentária desnecessariamente desagradável. É importante que os estudantes sejam bem supervisionados e que a intervenção seja efectuada quando indicada, para que os interesses do paciente sejam protegidos.

11. RESUMO

As seguintes áreas devem ser consideradas na tomada de decisões éticas quando um doente recusa um tratamento.

Indicações: Reconsiderar cuidadosamente a urgência das necessidades dentárias e determinar se o tratamento pode ser adiado ou evitado sem efeitos nocivos duradouros.

Assentimento: Estimar a capacidade da criança para participar na tomada de decisões e envolvê-la na medida da sua capacidade. Isto pode incluir anular a recusa de um doente imaturo ou respeitar o direito de um indivíduo mais maduro a recusar um tratamento.

Benefícios versus encargos: Determinar que técnicas de gestão são susceptíveis de tornar o tratamento possível numa determinada situação e decidir se se justificam depois de ponderar os riscos de danos em relação aos benefícios do tratamento.

Autorização: Obter a autorização dos pais depois de apresentar uma descrição das técnicas recomendadas, alternativas e uma avaliação dos riscos associados à recusa do tratamento. Os receios infundados e as dúvidas devem ser abordados[13].

Factores externos: Por fim, os dentistas pediátricos têm a responsabilidade de tentar moldar a política para tornar os cuidados mais disponíveis com base nas necessidades, como parte de um sistema global de cuidados de saúde distribuídos de forma justa.

12. Conclusão

Atualmente, a ética na nossa prática tem uma enorme importância. Os valores éticos não devem ser calculados na medicina dentária. Como profissionais, devemos:

1. Estar consciente das responsabilidades que aceitamos quando entramos na profissão de dentista.
2. Cumprir as normas de competência, cuidado e conduta durante a prestação de

serviços.

3. Acima de tudo, os cuidados com os doentes devem ser a nossa primeira preocupação.

Por conseguinte, a ética constitui uma dimensão importante de uma profissão. O código de ética prescrito pelos organismos reguladores, bem como pelas associações profissionais, actua como uma luz orientadora na distinção entre o certo e o errado, no cumprimento dos deveres de cada um e na manutenção de boas relações interpessoais.

CONSENTIMENTO INFORMADO EM MEDICINA DENTÁRIA PEDIÁTRICA

A expressão "consentimento informado" aparece frequentemente na literatura dentária, mas é muitas vezes utilizada com considerável imprecisão e, consequentemente, há muitos mal-entendidos sobre o seu significado. Em primeiro lugar, é frequentemente expressa como um requisito legal prévio ao tratamento dos pacientes. Neste entendimento, a prestação de informação pode ser vista como nada mais do que um requisito para satisfazer regras institucionais ou legais (percebidas). Nesta perspetiva, a prestação de informação é simplesmente isso: avisar o doente dos riscos inerentes ao tratamento proposto.

Obter a assinatura de um paciente num formulário de consentimento para reconhecer este aviso, ou registar o mesmo nas notas do paciente, pode ser visto como nada mais do que um ritual elaborado para proteger contra a responsabilidade legal.

Em segundo lugar, a própria expressão é um termo impróprio ou, pelo menos, enganador, implicando talvez que existe uma diferença entre "consentimento" e "consentimento informado". De facto, para que o consentimento seja ética ou legalmente válido, tem de ser sempre um consentimento "informado". Como se demonstrará mais adiante, uma queixa por falta de consentimento é uma transgressão (agressão) e uma queixa por falta de "consentimento informado" é uma negligência.

Em terceiro lugar, implica que a prestação de informações se destina simplesmente a obter o acordo do doente para avançar com o tratamento proposto. Não é assim, porque a doutrina é mais ampla do que a mera concordância com o tratamento. A prestação de informação é um ingrediente necessário no processo de tomada de decisão do doente.

Nesta perspetiva, o "consentimento informado" consiste em permitir escolhas em reconhecimento do direito do doente à autodeterminação. Se, na sequência da prestação de informações sobre o tratamento proposto, um doente optar por avançar, então terá dado um "consentimento informado", controvérsia, se a escolha feita for recusar, terá feito uma "recusa informada". Qualquer que seja a decisão, terá sido a sua "escolha informada".

Este capítulo propõe-se clarificar o significado da expressão "consentimento informado", colocando-a nos seus devidos contextos éticos e legais. Fá-lo-á através da exploração das obrigações do dentista decorrentes da doutrina, tanto do ponto de vista moral como legal. Em particular, examinará os requisitos e normas legais relacionados com o fornecimento de informação e as tensões que existem entre a ética e a lei.

1. HISTÓRIA

A doutrina do "consentimento informado" surgiu há relativamente pouco tempo na filosofia dos cuidados de saúde. O Juramento de Hipócrates, o código moral fundamental para a prática da medicina, não faz qualquer referência ao envolvimento dos doentes no processo de tomada de decisão. Não havia, evidentemente, necessidade, talvez por duas razões. O médico comprometeu-se a "seguir um sistema ou regime que, de acordo com a minha capacidade e discernimento, considero benéfico para os meus doentes". O médico sabe o que é melhor e, por conseguinte, não há necessidade de envolver o doente na decisão do regime terapêutico.

Além disso, ao longo do desenvolvimento da medicina e até há pouco tempo, muitas vezes não havia escolha quanto ao tratamento a oferecer. Esta abordagem paternalista dos cuidados de saúde, em que os médicos podiam confiar no seu próprio discernimento para cuidar dos doentes, continuou a ser o modelo predominante dos cuidados de saúde. Embora existam provas da procura de consentimento e da prestação de informações muito antes desta época, o conceito de envolver os doentes na gestão da sua doença através da tomada de decisões informada e partilhada, a verdadeira doutrina do consentimento informado, não era uma questão ética até à segunda metade do século XX.

Considera-se que o catalisador por detrás desta mudança de atitude foram os julgamentos de Nuremberga no final da Segunda Guerra Mundial. O Código de Nuremberga resultante desses julgamentos sugeriu que o consentimento voluntário do sujeito da investigação humana é absolutamente essencial e que o consentimento deve basear-se em conhecimentos e compreensão suficientes. Nos anos seguintes, esta abordagem foi alargada aos tratamentos médicos em geral. No entanto, é provável que estas mudanças se devam mais a influências sociais exteriores à medicina do que a mudanças internas. Os doentes tornaram-se mais conscientes do facto de que podem ser feitas escolhas em muitos aspectos da sua vida e mais conscientes do seu direito a participar nas decisões que afectam as suas vidas; e que só podem participar neste processo se estiverem "informados".

O conceito de "consentimento informado" é tradicionalmente reconhecido como uma "doutrina transatlântica" que tem as suas origens na era dos direitos civis na América das décadas de 1950 e 1960. Como é habitual, a lei evoluiu para apoiar esses direitos, sendo o direito moral de participar no processo de decisão defendido através da imposição à profissão médica do dever legal de informar o doente sobre "todos os factos necessários" a esse processo.

Nos últimos anos, os odontopediatras e outros prestadores de cuidados de saúde desenvolveram um maior interesse na questão do consentimento informado, em grande parte devido a um aumento dos litígios por negligência e ao custo cada vez mais elevado dos seguros de responsabilidade civil. O termo consentimento significa acordo voluntário, cumprimento ou permissão ([18]). Para assegurar a auto-proteção e/ou impedir uma ação judicial, é essencial que o médico dentista compreenda plenamente o conceito básico de consentimento informado e incorpore os seus princípios no tratamento dos doentes.

2. A PERSPECTIVA MORAL

Na sua essência, a doutrina do "consentimento informado" diz respeito à autonomia do doente e ao direito à autodeterminação. A autonomia pode ser definida como a capacidade de uma pessoa decidir e atuar com base no pensamento e na deliberação racionais. Dificilmente pode ser descrita como pura, porque é limitada por factores como a lei, a sociedade, a autonomia dos outros e as circunstâncias pessoais (como a idade e a riqueza). O Professor John Harris descreve quatro outras caraterísticas ou "defeitos" mais específicos que podem diminuir ainda mais a autonomia de uma pessoa. No contexto deste capítulo, são importantes os "defeitos na informação de que o indivíduo dispõe e na qual baseia as suas escolhas".[2] Esses "defeitos" podem surgir, em primeiro lugar, pelo facto de a informação não ser fornecida, em parte ou na totalidade, ou, em segundo lugar, pelo facto de a pessoa não compreender a informação da forma como é fornecida. A perspetiva moral do "consentimento informado" exige claramente uma divulgação e compreensão completas, a fim de satisfazer e defender o princípio da autonomia do doente.

Nesta perspetiva, os doentes são:

têm o direito de receber informação suficiente e compreensível sobre os tratamentos propostos, as alternativas possíveis[3] e qualquer risco ou riscos substanciais que possam ser de tipo especial ou especiais para o doente, de modo a poderem fazer um julgamento equilibrado .[4]

3. A PERSPECTIVA JURÍDICA

O princípio ético de que cada pessoa tem o direito à auto-determinação encontra a sua expressão na lei através do conceito de consentimento. Há séculos que o direito comum reconhece o direito de cada indivíduo a viver a sua vida sem intrusões corporais indesejadas e não autorizadas. A profissão médica não foi, durante quase tanto tempo, exceção a esta regra e, apesar das tentativas do tribunal para limitar a responsabilidade,[17] o médico ou o dentista que opere sem o consentimento do paciente será prima facie responsável por uma agressão (vulgarmente designada por assalto) no âmbito do delito de ofensa à pessoa.

Em direito, para que o consentimento seja válido, ou real, deve ser dado por uma pessoa competente para o fazer, de forma voluntária e informada. O facto de o consentimento ser ou não dado voluntariamente ilustra um outro "defeito", identificado por Harris, que pode diminuir a autonomia de uma pessoa: um defeito de controlo, ou seja, a incapacidade de o doente agir com base na informação. A lei tem apoiado este tipo de defeito, por exemplo, quando o doente está no carrinho prestes a ser levado para a sala de operações, ou quando existem influências externas, como a influência indevida.

4. NATUREZA E OBJECTIVO

Uma série de casos, com início em 1981, estabeleceu claramente a quantidade de informação necessária para que o consentimento de um doente seja válido como defesa adequada contra uma agressão. Dois casos em particular, Chatterton e Sidaway, tornam clara a posição da lei relativamente a este ponto. Em ambos os casos, os tratamentos para os quais os doentes tinham dado o seu consentimento implicavam determinados riscos inerentes conhecidos. Infelizmente, esses riscos concretizaram-se e cada um deles ficou numa situação pior. A Sra. Chatterton e a Sra. Sidaway argumentaram que, devido ao facto de esses riscos não lhes terem sido revelados, não lhes foi possível fazer uma escolha adequada, pelo que o seu consentimento não era real.

No processo Chatterton, foi afirmado que: "quando o paciente é informado em termos gerais sobre a natureza do procedimento que se pretende efetuar e dá o seu consentimento, esse consentimento é real.

É evidente que o consentimento de um doente para uma intervenção cirúrgica ou tratamento seria válido como defesa contra uma agressão, mesmo que não tenha sido informado de quaisquer riscos.

Os pacientes que concordam com a remoção dos seus dentes do siso terão dado um consentimento válido para a sua remoção se estiverem cientes da "natureza e objetivo da operação, aparentemente uma informação básica". Devido à infeção recorrente, seria sensato remover este dente do siso inferior esquerdo. Fá-lo-emos sob anestesia local, fazendo um pequeno corte ao longo da gengiva, e provavelmente será necessário retirar um pouco de osso para podermos levantar o dente.

Sem informar o doente do risco de danos nos nervos, este continua a ser um consentimento válido para uma alegação de agressão. Mesmo que esse risco se concretize, o doente não terá qualquer recurso no âmbito do delito de violação por agressão.

5. RISCOS E ALTERNATIVAS

Concordar com uma cirurgia sem conhecimento dos riscos inerentes é um "defeito de informação" substancial que deve diminuir seriamente a capacidade do paciente de fazer uma escolha autónoma. Parece, pois, que o princípio ético do direito de autodeterminação do paciente não se exprime adequadamente através do conceito de consentimento. No entanto, isto não quer dizer que este direito não seja de todo apoiado pela lei. No processo Chatterton, afirmava-se que: "a causa de ação em que se baseia uma reclamação por falta de análise dos riscos e implicações é a negligência". Assim, a lei esforça-se por defender o princípio da autodeterminação e procura controlar os "defeitos de informação" através do delito de negligência.

6. DEVER DE DIVULGAÇÃO

Reconhecendo a necessidade de informação do doente, a lei incluiu o aconselhamento no âmbito do dever de cuidado que um profissional de saúde tem para com o doente. Além disso, o aconselhamento foi interpretado de forma a incluir não só os riscos envolvidos no tratamento proposto, mas também as opções e os riscos de tratamentos alternativos. O não cumprimento deste dever pode expor o dentista a uma ação por negligência.

7. NORMAS DE DIVULGAÇÃO

Sidaway estabeleceu um "padrão profissional" para determinar a quantidade de informação a que um paciente tem direito e tal posição parece particularmente desfavorável ao princípio da autonomia do paciente. O nível de divulgação é deixado para ser decidido pela profissão e qualquer reparação para o que pode ser um grave "defeito de informação

O parecer provisório pode ser satisfatório para determinar se um dentista chegou ou não a um diagnóstico correto ou se efectuou um tratamento adequado ou satisfatório; estas são questões que podem ser julgadas exclusivamente pela profissão médica. No entanto, no contexto da tomada de decisões e da divulgação de informações, são importantes outras considerações para além dos conhecimentos clínicos, tais como as circunstâncias e os desejos pessoais do paciente.

Um padrão melhor para apoiar a autodeterminação seria o padrão do "paciente particular", porque reconheceria a individualidade de cada paciente. No entanto, esta norma seria difícil de satisfazer à medida que se processa a informação considerada necessária. Além disso, imporia aos médicos obrigações impossíveis de avaliar cada paciente, a fim de determinar que informação seria relevante e lhe permitiria tomar uma decisão. A alternativa ao "padrão profissional" é, portanto, o "padrão do paciente razoável ou prudente". É, talvez, o segundo melhor em comparação com o teste do "doente particular" mas, pragmaticamente, é o melhor que se pode conseguir. Este é o padrão que deu origem à doutrina do "consentimento informado" na sua forma transatlântica[15] , mas não foi aceite pela maioria dos Lordes em Sidaway.

Essencialmente, a norma depende da divulgação de informação material e o teste é satisfeito fazendo a seguinte pergunta: que informação é que o doente razoavelmente prudente consideraria significativa para decidir se concorda ou não com o tratamento?

Embora este padrão tenha sido rejeitado em algumas provas de que o tribunal estará preparado para ignorar a opinião profissional em reconhecimento do direito do paciente à informação material.[16] Os tribunais sempre mantiveram que continuam a ser o árbitro final do cumprimento ou não de um dever legal de cuidado e, para este fim, não são obrigados a seguir a opinião profissional, uma visão recentemente reiterada em Bolitho.[17] A divergência do princípio Bolam é permitida quando o tribunal não está persuadido de que a opinião profissional é uma opinião razoavelmente mantida.

No que diz respeito ao dever de divulgação, os tribunais foram persuadidos de que a opinião profissional que apoiava a não divulgação dos riscos não era fundamentada pelas provas médicas e estava, por conseguinte, desactualizada.[18] Além disso, aqueles para quem a divulgação é uma prática normal não podem invocar o princípio Bolam se, em qualquer ocasião, o omitirem. Não poderiam confiar numa opinião profissional que apoiasse a não divulgação, porque Bolam é para aqueles que estão atrasados e não para aqueles que sabem mais.[18]

8. COMPREENSÃO

Se a base do dever de divulgação é dar ao doente a oportunidade de fazer uma "escolha informada", então isso só pode ser conseguido se o doente for capaz de compreender a informação. Há provas de que os doentes não compreendem o significado da informação que lhes é dada.[20] Este é um aspeto importante do "consentimento informado" que é muitas vezes ignorado ou encoberto e que provavelmente diz mais respeito ao processo de divulgação e comunicação do que à lei. Parece, no entanto, que a lei incluiu esta parte do processo no âmbito do dever. Ao recomendar um determinado tipo de cirurgia ou tratamento, o médico, ao alertar para os riscos, deve ter o cuidado razoável de assegurar que esta explicação dos riscos seja inteligível para o seu doente em particular. O médico deve utilizar uma linguagem simples, mas não enganadora, que o médico considere, com base no conhecimento e na familiaridade que possa ter com o doente (que pode ser reduzida), que será compreendida pelo doente, de modo a que este possa tomar uma decisão informada sobre se consente ou não com a cirurgia ou o tratamento recomendado[18].

9. VERACIDADE

Não há dúvida de que a veracidade é fundamental para a relação com o doente, que é uma relação baseada na confiança. É evidente que, em qualquer discussão sobre o tratamento e as opções, o doente espera que lhe seja dita a verdade e que qualquer consentimento baseado no engano não seja um consentimento verdadeiro.

Existe, evidentemente, uma exceção reconhecida a esta regra, que é o "privilégio terapêutico", quando se considera que a divulgação de determinadas informações seria prejudicial para o bem-estar do paciente. O "privilégio terapêutico" é objeto de um debate considerável e espera-se que se limite às circunstâncias mais excepcionais, sendo extremamente improvável que se aplique à prestação de tratamento dentário.

A veracidade é importante quando o "consentimento informado" é visto pelo profissional de saúde como um ritual de proteção contra responsabilidades posteriores. Existem, na medicina dentária, exemplos de divulgação de riscos numa probabilidade geral.

Esta informação não é, portanto, útil para o paciente decidir o que fazer. De facto, se um paciente decidir, com base nesta informação, não remover o dente, não se pode dizer que tenha dado uma "recusa informada" e o dentista pode ser responsabilizado pelo sofrimento continuado por não ter fornecido um aconselhamento adequado.

10. TIPOS DE CONSENTIMENTO

- Consentimento tácito

Rowe descreveu o consentimento implícito como: Ao sentar-se na cadeira do consultório dentário com a boca aberta, o paciente dá a entender que está ali para receber tratamento dentário" e continuou: "no passado, um dentista efectuava o tratamento que considerava adequado e o paciente aceitava-o sem discutir.

- **Consentimento por procuração (consentimento substituto)**

Este tipo de consentimento é utilizado no caso de o doente ser incapaz de dar o seu consentimento por ser menor de idade ou estar mentalmente incapaz ou inconsciente. Nestas situações, um dos pais ou um familiar próximo pode dar o consentimento por procuração.

- **Loco parentis**

Numa situação de emergência no caso das crianças, quando os pais/tutores não estão disponíveis, pode ser obtido o consentimento da pessoa que traz a criança para exame ou tratamento dentário (por exemplo: professor da escola, diretor, etc.).

- **Autorização geral**

Trata-se de um consentimento obtido num formulário impresso que cobre (como um cobertor) quase tudo o que um dentista ou um hospital podem fazer a um paciente, sem mencionar nada especificamente. O consentimento geral é juridicamente inadequado para qualquer procedimento que tenha riscos ou alternativas.

- **Consentimento oral**

O consentimento oral perante testemunhas e o consentimento implícito, que é determinado pelo comportamento do paciente, são consentimentos aceitáveis em determinadas situações. Isto é particularmente verdade no caso de procedimentos simples em medicina dentária.

11. ODONTOPEDIATRIA

O tratamento dentário de uma criança pode ser efectuado por qualquer dentista autorizado; no entanto, o especialista em medicina dentária pediátrica "dedica-se a satisfazer as necessidades únicas de saúde dentária de todas as crianças".

A questão do consentimento informado é fundamental para a relação entre todas as partes envolvidas. A abordagem clínica para fornecer e obter o consentimento informado adequado deve ser consistente. "Atualmente, é prática corrente utilizar um procedimento padrão para informar os pacientes sobre os riscos dos cuidados dentários pediátricos.

Se um dentista puder demonstrar o hábito de incluir a utilização de um protocolo de consentimento informado normalizado que forneça claramente informações sobre os riscos materiais associados aos procedimentos dentários, um tribunal estará mais inclinado a considerar que foi dado um consentimento efetivo.

A obtenção do consentimento informado para tratar um doente dentário pediátrico exige geralmente que o médico obtenha o consentimento por procuração do progenitor da criança, uma vez que esta é normalmente incapaz de dar esse consentimento; considera-se que o consentimento por procuração não se deve limitar a procedimentos importantes, mas deve incluir também procedimentos dentários de baixo risco.

A tarefa de obter o consentimento informado não deve ser delegada a um auxiliar, mas sim ao odontopediatra. O processo de consentimento informado deve ser inequívoco e livre de terminologia médica, de modo a ser facilmente compreendido pelos pais.

Embora o consentimento verbal possa satisfazer os requisitos legais, o consentimento escrito fornece uma documentação mais adequada caso surjam dúvidas. No entanto, é bem sabido que "um consentimento escrito não vale o papel em que está impresso se, depois de o ler, o doente não tiver sido informado!

Se for obtido um consentimento oral, este deve ser testemunhado e documentado na ficha do doente. Esta documentação é essencial, uma vez que os pais "podem não se lembrar ou reconhecer a informação que lhes foi dada como parte do processo de consentimento informado". Isto é particularmente verdade depois de ter passado muito tempo ou durante situações de emergência.

Uma vez que o tratamento dentário é frequentemente contínuo, pode não ser necessário obter um consentimento informado específico para cada procedimento. Um consentimento geral, expresso ou implícito, pode ser adequado para procedimentos dentários de rotina.

Um exemplo de tal consentimento pode ser o seguinte:

Autorizo o Dr. a efetuar tratamentos dentários de rotina ao meu filho, que o médico considere necessários e adequados. O tratamento de rotina pode incluir, mas não se limita a, anestesia tópica, controlo de voz, radiografias intermitentes, anestésicos locais (injecções), etc.

No entanto, para os procedimentos que não são de rotina, deve ser obtido um consentimento específico.

Os pais ou quem dá o consentimento devem ser encorajados a fazer perguntas, e o odontopediatra deve dar respostas completas e honestas. Deve ser explicitamente esclarecido "que o tratamento não tem garantias absolutas". Para os procedimentos mais complicados, "uma excelente ação de apoio é procurar uma segunda opinião sobre o tratamento proposto.

12. CONSENTIMENTO PARA A GESTÃO COMPORTAMENTAL EM ODONTOPEDIATRIA

A criança que recusa ou é incapaz (mental ou fisicamente prejudicada) de aceitar o tratamento para o qual os pais deram o consentimento informado por procuração pode necessitar de determinadas técnicas de gestão do comportamento para as quais deve ser obtido um consentimento específico. Esta classe de pacientes pediátricos pode revelar-se a mais difícil para o prestador de cuidados dentários.

Quando os cuidados carinhosos falham, a gestão de um doente dentário pediátrico pode tornar-se um problema igual ou superior ao próprio tratamento proposto. O médico dentista deve encaminhar o doente para um especialista adequado se for incapaz de gerir a criança.[19]

A Academia Americana de Odontopediatria (AAPD) estabeleceu diretrizes para o tratamento dentário de crianças. (O relatório do subcomité de 1988 sobre o consentimento informado pode ser obtido mediante pedido). *As Normas de Cuidados* da AAPD *para a Gestão do Comportamento,* incluem:

- gestão comunicativa,
- sedação consciente,
- anestesia geral,
- técnica da "mão sobre a boca",
- sedação por inalação de óxido nitroso-oxigénio e
- contenção física.

O objetivo básico do tratamento do dentista pediátrico é "tratar a criança da forma mais eficiente, ou seja, eficiente para a criança, para o médico e para o pessoal; com o mínimo de trauma para a criança, em vez do mínimo para o dentista ou para os pais.

Estudos recentes indicam que os pais informados mostram um nível mais elevado de aprovação das técnicas de gestão do comportamento do que os pais desinformados, embora as técnicas de gestão comunicativa, tais como

- contar, mostrar, fazer,
- controlo por voz, etc..,

são procedimentos de baixo risco que legalmente podem não exigir consentimento específico antes da sua utilização, muitos pais ficarão perturbados se não forem informados do seu objetivo. Quando esta técnica não é bem sucedida, o prestador de cuidados de saúde pode querer considerar a utilização de restrições químicas, físicas ou uma combinação de ambas.

A decisão de utilizar restrições químicas ou físicas num doente odontopediátrico requer uma análise cuidadosa. A seleção de uma modalidade de tratamento deve basear-se em um ou mais dos seguintes factores:

1. O comportamento da criança

2. Quantidade de tratamento necessária
3. O estado médico e físico da criança
4. Número de visitas necessárias
5. Distância percorrida até ao escritório
6. A capacidade de aprendizagem da criança (QI)
7. A idade da criança
8. Tratamento em regime de internamento vs. tratamento em regime ambulatório
9. Considerações financeiras
10. Disponibilidade de instalações
11. Trauma da visita ao hospital
12. Risco anestésico
13. Outros factores pertinentes.

As restrições químicas implicam a utilização de vários tipos de agentes farmacológicos, cuja eficácia varia entre a analgesia relativa e a anestesia geral. Uma sedação mais profunda cria um risco maior para a criança. Por conseguinte, há uma maior necessidade de obter o consentimento específico dos pais.

A utilização em consultório de restrições químicas, como a analgesia com óxido nitroso, a sedação consciente e/ou a anestesia geral, requer um dentista e pessoal com formação adequada e instalações devidamente equipadas. Deve ser obtido um consentimento informado específico antes de iniciar estas modalidades de tratamento. A utilização de restrições químicas para cuidados dentários num ambiente hospitalar pode ser da competência de um departamento de anestesiologia. Mais frequentemente, a anestesia geral hospitalar é fornecida por intubação oral ou pela colocação e manutenção de um tubo de vias respiratórias através da boca do doente. Uma vez que este tubo restringe ainda mais uma área de trabalho já confinada, muitos dentistas preferem que o tubo das vias respiratórias seja colocado através da cavidade nasal. Esta colocação nasal aumenta o risco envolvido na anestesia geral, uma vez que a mucosa nasal ou o tecido linfático podem ocasionalmente ser rasgados, causando hemorragia. Se a intubação endotraqueal nasal for indicada, pode ser sensato que o dentista obtenha um consentimento específico para além do obtido pelo anestesista.

As restrições físicas, por outro lado, são procedimentos de risco relativamente baixo utilizados habitualmente no contexto dentário, bem como nas salas de emergência dos hospitais.

Com o aumento do custo dos seguros de responsabilidade profissional, especialmente para as técnicas de contenção química, como a sedação parentérica e/ou a anestesia geral, as técnicas de contenção física, que têm um fator de risco muito menor, estão novamente a tornar-se mais rotineiras.

A contenção física pode parecer bárbara para os pais desinformados, mas este tipo de controlo do comportamento é muito menos invasivo do que a maioria das formas de contenção química. A contenção física pode consistir no facto de o pessoal auxiliar segurar simplesmente os braços e/ou as pernas da criança. Muitos profissionais preferem utilizar dispositivos comerciais, como o Pedi- Wrap ou o Papoose Board, por serem mais eficazes e reduzirem a possibilidade de marcas e/ou nódoas negras na criança. Todos os métodos de contenção "devem ser concebidos para não causar lesões físicas e causar o menor desconforto possível "77 ao doente.[20]

Durante o uso da contenção física, o profissional deve, em todos os momentos, manter a autocomposição e deve continuar a usar técnicas de gestão comunicativa com a criança. Outros métodos de contenção física são as técnicas de mão sobre a boca (HOM) e mão sobre a boca com restrição das vias respiratórias (HOMAR).

A **técnica HOMAR** é utilizada apenas em 11% destes programas e parece estar a desaparecer.

A **técnica HOM** está atualmente a ser ensinada e utilizada em cerca de 80% dos programas avançados de educação dentária pediátrica para controlar o comportamento histérico ou de birra de uma criança. Esses programas geralmente "concordam que os efeitos psicológicos negativos do HOM são inexistentes ou mínimos". *A aplicação correta da técnica HOM é essencial e é descrita da seguinte* *forma:*

A criança é colocada firmemente na cadeira dentária. Se a criança agitar os braços e as pernas, o dentista e o auxiliar de dentista devem conter a criança para evitar lesões pessoais e danos no pessoal e no equipamento dentáriol. Se o dentista não conseguir comunicar com a criança porque esta está a gritar e a chorar, o dentista pode colocar a mão sobre a boca da criança para abafar o barulho.

Simultaneamente, o dentista diz com calma e firmeza, mas sem raiva: "Tens de parar de chorar.

Esta técnica não é geralmente utilizada na presença de uma deficiência física ou emocional, ou com uma criança demasiado nova para comunicar com um dentista. No entanto, para uma criança que recorre a birras, histeria, etc., a HOM é um excelente método para obter a cooperação imediata da criança, bem como para modificar o comportamento para futuras visitas.[20]

Algumas autoridades defendem, no entanto, que o consentimento específico para este procedimento é desnecessário porque o consentimento geral para prestar cuidados dentários pediátricos é abrangente. Embora este argumento possa ter mérito no sistema jurídico das jurisdições, sugere-se o consentimento prévio. Algumas autoridades recomendam que, antes de se efetuar qualquer tratamento dentário a um paciente menor, se obtenha um consentimento geral por escrito. Recomendam ainda que, antes de utilizar restrições físicas, seja dado um consentimento oral adicional pelos pais, testemunhado e documentado por um membro do pessoal. Além disso, um consentimento específico por escrito deve ser assinado pelos pais, testemunhado por um membro da equipa e "deve ser claramente identificado como 'Consentimento para o uso de contenção física'".

Estas recomendações fornecem ao dentista três tipos de consentimento informado e devem constituir uma forte defesa contra um potencial litígio. O dentista "deve julgar cuidadosamente cada paciente de cada vez, e prejulgar cada paciente de cada vez, para ter a certeza de que a prova da sua capacidade de participar não é ignorada.

Se o comportamento de um doente melhorar com a boa utilização de técnicas de modificação do comportamento, a necessidade de restrições e de sedação diminui ou mesmo desaparece. [20]

Atualmente, a Academia Americana de Odontopediatria não aprova quaisquer formulários padronizados específicos a serem utilizados para o consentimento informado. "Dado o estado instável da lei sobre este assunto, e o facto de a doutrina do consentimento informado variar nos seus aspectos técnicos de uma jurisdição para outra, não é possível "desenvolver um formulário polivalente de eficácia garantida.

No entanto, mediante pedido, a AAPD fornece aos seus membros cópias de formulários que foram desenvolvidos como resultado de um esforço conjunto do Departamento de Odontopediatria da Faculdade de Medicina Dentária da Universidade Estatal do Louisiana, da Academia de Odontopediatria do Louisiana e do Comité de Assuntos Clínicos da AAPDT. Estão disponíveis os seguintes formulários:

1. Odontopediatria Consentimento para procedimento dentário e confirmação da receção de informações

2. Odontopediatria Consentimento informado para técnicas de gestão de doentes e confirmação da receção de informações

3. Consentimento para a utilização de sedação ou anestesia geral para tratamento dentário pediátrico e confirmação da receção de informações

4. Tratamento ortodôntico Consentimento informado e confirmação da receção de informações.

A AAPD salienta que estes formulários não foram aprovados pela Academia. Destinam-se a ser utilizados apenas como diretrizes na compilação de formulários individualizados concebidos para satisfazer as necessidades específicas do médico dentista.

Nota: Considerada abusiva por alguns dentistas e desencorajada pelas principais organizações dentárias, as escolas de medicina dentária já não ensinam a técnica HOM. A Academia Americana de Odontopediatria (AAPD) eliminou oficialmente a técnica HOM das suas técnicas de gestão comportamental há vários anos. Duas das alternativas mais proeminentes no seu lugar continuam a ser o controlo de voz e a sedação. Outras incluem o "tell-show-do", a modelagem, o reforço positivo e a distração.

As técnicas HOM e de contenção também podem ser consideradas agressão e, para além da ação disciplinar da Ordem dos Médicos Dentistas e de um processo judicial por parte dos pais do doente pediátrico, podem resultar em acusações criminais contra um dentista que toque numa criança contra a vontade da criança ou dos pais da criança[21]

11. CONCLUSÃO

A doutrina do consentimento informado deve ser um aspeto integral de todos os procedimentos dentários pediátricos. Os resultados de um inquérito realizado em 1990 aos membros da AAPD indicaram que mais de 70% dos inquiridos não conheciam "a norma correta que rege o consentimento informado no seu estado".[22] Uma vez que "a questão do consentimento informado surge, de uma forma ou de outra, em praticamente todos os casos de negligência dentária "8 , o dentista pediátrico prudente deve estar ciente dos benefícios de obter um consentimento adequado. Esses benefícios estão incluídos nos seguintes aspetos:

Em primeiro lugar, os doentes bem informados, que compreendem a natureza do problema e têm expectativas realistas, têm menos probabilidades de intentar uma ação judicial.

Em segundo lugar, um consentimento informado corretamente representado e documentado evita frequentemente reclamações sem mérito baseadas em mal-entendidos ou expectativas irrealistas do paciente. Por último, a obtenção de um consentimento informado oferece ao dentista a oportunidade de desenvolver uma melhor relação com o doente, demonstrando um maior interesse pessoal na compreensão do problema e do tratamento previsto por parte do doente.

Os pais, ao trazerem a criança ao consultório dentário, podem estar a dar o seu consentimento geral para os cuidados dentários normais; no entanto, recomenda-se vivamente um consentimento específico por escrito para todos os procedimentos, especialmente os que não são considerados de rotina.

Após uma discussão exaustiva do diagnóstico, do tratamento proposto, das alternativas de tratamento (incluindo a ausência de tratamento) e dos riscos e benefícios associados a cada um deles, o odontopediatra deve obter a assinatura dos pais, confirmando que essa informação foi dada e compreendida. Este procedimento deve ser testemunhado por uma terceira pessoa, como um assistente dentário.

O médico deve também obter a assinatura da testemunha, verificando o procedimento de consentimento informado, incluindo a assinatura dos pais. O odontopediatra "deve encarar o consentimento informado como um meio de ajudar o doente e não apenas como uma obrigação legal e, inversamente, não deve utilizar o formulário de consentimento como um atalho para a discussão e comunicação com o doente". As dicas práticas relativas à questão do consentimento informado para o dentista pediátrico são as seguintes:

- Comunicar com os pais/doente - uma boa relação é o aspeto mais importante da relação médico/doente.

- Documentar o consentimento dos pais/paciente nos registos médicos/dentários, por escrito e com o máximo de pormenor possível.

- O pai/mãe/paciente deve assinar o formulário de consentimento e fazer com que seja devidamente testemunhado.

- Encarar o consentimento informado como um meio de fornecer informações benéficas aos pais/pacientes e não apenas como uma obrigação legal.

- Efetuar a sua própria consulta de consentimento em vez de depender de outro médico ou de um assistente.

- Utilizar termos leigos.

- Seja direto sem causar ansiedade excessiva.

- Discutir exaustivamente os riscos, benefícios e alternativas com os pais/doente, em vez de se basear no próprio formulário.

- Conhecer os estatutos e regulamentos do seu estado relativamente ao consentimento informado.

- Tenha em atenção a extensão da cobertura do seu seguro de responsabilidade civil; os delitos intencionais e as acções criminosas (agressão) não estão geralmente cobertos.
- Contactar a AAPD para obter orientações sobre o consentimento informado.
- Desenvolver um protocolo de consentimento informado individualizado concebido para satisfazer as necessidades específicas da sua prática.

Uma vez que cada estado tem a autoridade para definir o que constitui o consentimento informado através de leis ou decretos estatutários, aconselha-se vivamente o odontopediatra a consultar um advogado, a associação dentária estatal ou local, e/ou o Conselho Estatal de Examinadores Dentários antes de estabelecer uma política de consultório relativa ao consentimento informado.[22] "O médico prudente é aconselhado a seguir um curso de prática que satisfaça o cenário mais rigoroso do consentimento informado.

NEGLIGÊNCIA DENTÁRIA EM PEDIATRIA DENTISTRY

É frequente dizer-se que as queixas são os precursores do litígio. Uma queixa, independentemente da forma que assuma, oferece uma oportunidade de resolução, mas se não for resolvida, o doente pode recorrer a um processo judicial. A lei relativa à negligência profissional e o processo legal habitual são muitas vezes complexos.

A infância deveria ser um período de vida sem preocupações, cheio de amor, com um mundo novo para explorar e com a alegria de dominar a si próprio e o ambiente. No entanto, para muitas crianças, isto é apenas um sonho e não a realidade. O abuso e a negligência de crianças (CA/CN) é um problema social crescente que não se limita às profissões médicas, jurídicas ou de serviço social. O dentista que trata as crianças também deve ser capaz de detetar, documentar, comunicar e, muitas vezes, ajudar a gerir estes pacientes carenciados e as suas famílias.

A cárie dentária é a doença infecciosa mais prevalente na população infantil. A dor, a falta de apetite, a letargia e a má oclusão são algumas das consequências da cárie dentária não tratada. Para além destas, podem surgir consequências a longo prazo para a saúde, tais como efeitos adversos psicológicos, emocionais e sociais que afectarão o bem-estar geral da criança.[25]

Alderson definiu a negligência como "a omissão de fazer algo que um homem razoável, guiado pelas considerações que normalmente regulam a conduta dos assuntos humanos, faria, ou fazer algo que um homem prudente e razoável não faria" [24].

Para que um ato seja considerado negligente, devem estar presentes os seguintes aspectos [26]

1. O pedodontista devia ter um certo nível de cuidados.
2. O pedodontista não manteve esse padrão.
3. Uma lesão resultante da falta de cuidados.
4. Uma ligação (proximidade) entre o ato negligente e o dano resultante.

1. ELEMENTOS DE NEGLIGÊNCIA

A negligência, no contexto da profissão médica, exige necessariamente um tratamento diferenciado. Para inferir imprudência ou negligência por parte de um profissional, especialmente um médico, seria necessário aplicar considerações adicionais. Um caso de "negligência profissional" é diferente de um caso de "negligência profissional". Uma simples falta de cuidado, um erro de julgamento ou um acidente não constituem prova de negligência por parte de um profissional de saúde. Desde que um médico siga uma prática aceitável para a profissão médica da altura, não pode ser responsabilizado por negligência pelo simples facto de existir uma melhor alternativa ou método de tratamento ou simplesmente porque um médico mais competente não teria optado por seguir ou recorrer a essa prática ou procedimento que o arguido seguiu.

No que diz respeito ao aspeto da falta de precaução, o que deve ser visto é se foram tomadas as precauções que a experiência comum dos homens considerou suficientes; a falta de utilização de precauções especiais ou extraordinárias que poderiam ter evitado a ocorrência desse incidente específico não pode ser o padrão para julgar a alegada negligência. Assim, o padrão de cuidado, ao avaliar a prática adoptada, é julgado tendo em conta os conhecimentos disponíveis no momento do incidente, e não na data do julgamento. Um profissional pode ser considerado responsável por negligência com base nas duas constatações seguintes:

a. Ou ele não possuía a habilidade necessária que professava possuir, ou

b. Não exerceu, com razoável competência no caso concreto, a competência que possuía.

O padrão a aplicar para julgar se a pessoa acusada foi negligente ou não, seria o de uma pessoa comum competente que exerce uma competência normal nessa profissão. Não é possível que cada profissional possua o mais alto nível de especialização ou de competências no ramo que exerce.

Por conseguinte, tendo em conta o que precede, o ato ilícito (ilícito civil) de negligência só pode ser estabelecido contra um médico dentista pediátrico se estiverem presentes os seguintes elementos[27].

1. O pedodontista tem o dever de cuidar do paciente
2. Uma violação do dever acima referido
3. Um ferimento no paciente
4. Uma relação próxima entre a infração e o prejuízo.

2. QUANDO É QUE NÃO É NEGLIGÊNCIA?

Normalmente, o descuido não é suficiente para sugerir a culpabilidade ou um motivo adequado para atrair a responsabilidade legal, uma vez que não existe intenção ilícita. No entanto, na negligência médica, mesmo o descuido é levado a sério e a lei impôs um dever de cuidado e precaução ao médico ou ao profissional de saúde. Mas muitos outros actos de que os doentes se queixam habitualmente não cumprem os requisitos mencionados anteriormente. Uma análise dos processos dos consumidores mostra que algumas das situações mencionadas abaixo não se enquadram na negligência dentária, por exemplo

- Impossibilidade de obter o formulário de consentimento numa emergência.
- Insatisfação do doente com a evolução do tratamento.
- Incapacidade de obter o alívio desejado.
- Precedência de um doente sobre o outro com base na prioridade.
- Cobrar um montante que o doente considera exorbitante.

3. TIPOS DE NEGLIGÊNCIA DENTÁRIA

3.1 NEGLIGÊNCIA NO DIAGNÓSTICO

A anamnese e o exame clínico pormenorizados são indispensáveis antes de se chegar a qualquer diagnóstico ou intervenção. O facto de não se registar corretamente a anamnese e de se ignorar qualquer outro achado ou acontecimento relacionado com o doente pode conduzir a uma negligência no diagnóstico responsável pelo curso do tratamento ou pela ausência de tratamento que, em última análise, resulta em danos para o doente, especialmente se um diagnóstico correto tivesse conduzido a um curso de tratamento diferente com um resultado mais favorável para o doente. Essa negligência seria então tratada como a causa próxima da lesão para a qual a indemnização é pedida, e essa queixa seria uma queixa por negligência. Além disso, o dentista deve estar atento aos maus-tratos infligidos a crianças, idosos ou cônjuges e ser capaz de identificar marcas de dentadas durante o exame clínico quando confrontado com lesões invulgares, especialmente nos casos de pessoas com lesões corporais associadas.

3.2 NEGLIGÊNCIA NA INVESTIGAÇÃO

A investigação correta é a chave para chegar a um diagnóstico final. Antes de prescrever qualquer procedimento de investigação, o dentista deve pesar as vantagens e desvantagens associadas e deve ser capaz de as justificar com razões convincentes. Uma investigação sem justificação adequada pode conduzir a uma negligência. Por exemplo, um exame radiográfico que envolva uma dose de radiação mais elevada só deve ser considerado quando for necessário e imprescindível. Em contrapartida, quando um procedimento de investigação é efetivamente necessário, não deve ser evitado. Por exemplo, a pesquisa de sangue antes de qualquer intervenção cirúrgica. Além disso, pode ocorrer ocasionalmente que um doente se recuse a efetuar uma investigação, por exemplo, um exame de raios X. Nestes casos, o melhor conselho é terminar a relação dentista-doente ou, se o dentista optar por continuar o tratamento sem radiografias, deve tomar certas precauções para se proteger contra quaisquer reclamações futuras feitas pelo doente por negligência. O dentista deve preparar uma declaração que revele totalmente ao doente os riscos associados ao tratamento se não forem efectuadas radiografias e pedir ao doente que a assine.

3.3 NEGLIGÊNCIA NA ESTERILIZAÇÃO

Os protocolos adequados de assepsia e esterilização, tal como prescrito pela OSHA, devem ser mantidos pelo dentista e pelo seu pessoal de consultório. O facto de não se manter o nível de esterilização desejado pode levar à propagação de infecções e à contaminação cruzada de uma pessoa para outra/outras, o que é considerado um dos casos graves de negligência dentária.[28]

3.4 NEGLIGÊNCIA PROCESSUAL

O primeiro e mais importante passo antes de qualquer tratamento dentário é obter o consentimento informado do paciente. A falta de consentimento informado é uma causa de ação por negligência e, sem ele, pode ser alegada uma agressão (toque ilegal)[28] Em termos práticos, isto significa prejudicar física ou emocionalmente o doente. Se houver um procedimento que tenha complicações ou consequências indesejáveis, que um doente prudente não preveja, é necessário obter um consentimento informado. No consentimento, os seguintes elementos devem estar presentes para se qualificar como "consentimento informado":"

- Deve haver uma compreensão do problema, ou seja, um diagnóstico
- O tratamento proposto e quaisquer tratamentos alternativos devem ser totalmente explicados ao doente na língua do doente
- Não devem ser dadas quaisquer garantias
- A autorização deve permitir uma alteração do plano caso surja uma circunstância imprevista ou não proposta
- A discussão de todas as sequelas e efeitos secundários do plano de tratamento proposto/atual deve ser feita na língua do doente
- Se o doente for analfabeto, então o consentimento deve ser obtido na presença de uma testemunha. Em casos médico-legais, o dentista deve ter uma ordem judicial ou um consentimento legal assinado pelo suspeito que permita ao dentista efetuar o exame médico-legal necessário. No caso de menores/doentes com doenças mentais, o dentista não deve sequer examinar o doente antes de obter o consentimento prévio dos pais/tutor legal.

Num consultório dentário, são efectuados diferentes tipos de tratamento, intervenções cirúrgicas ou procedimentos para o tratamento de uma doença dentária. Quaisquer erros ou enganos cometidos durante estes procedimentos podem causar lesões no paciente e resultar em negligência. Alguns dos erros comuns ou erros que resultam em negligência incluem, *entre outros,* danificar o dente adjacente durante a preparação da cavidade, separação da lima endodôntica durante a desinfeção de soluções na mucosa circundante, provocando assim lesões, complicações secundárias à anestesia, lesão do nervo ou vaso adjacente durante o procedimento cirúrgico, extração de dentes saudáveis errados ou adjacentes, lesão do doente durante a moldagem, utilização de materiais de moldagem fora de prazo ou de baixa qualidade, perfuração acidental da gengiva do paciente durante a preparação dos dentes, próteses, coroas e pontes mal ajustadas que causem lesões na mucosa oral saudável ou na articulação temporomandibular, fracasso do implante devido ao posicionamento incorreto do implante ou ao afrouxamento do implante devido a infeção ou penetração na cavidade sinusal ou a uma manutenção deficiente do implante.[7]

3.5 NEGLIGÊNCIA NA GESTÃO DOS MEDICAMENTOS

Juntamente com as intervenções cirúrgicas, a gestão médica desempenha um papel fundamental num plano de tratamento bem sucedido. A não prescrição de um medicamento adequado devido a uma história clínica incompleta e ao conhecimento da farmacocinética e da farmacodinâmica pode conduzir a negligência. Em alguns casos, quando os doentes sofrem de uma doença sistémica e tomam medicamentos para a mesma, é necessário ter em conta as interações medicamentosas antes de prescrever qualquer receita. Antes da extração dentária, é necessário alterar algumas doses de medicamentos para atingir o estado de saúde desejado do doente. Por exemplo, os doentes que tomam um medicamento antiplaquetário, como a aspirina ou esteróides, necessitam que a medicação/curso de tratamento seja interrompido ou alterado 2-7 dias antes da consulta com o seu médico. Se não o fizerem, podem surgir complicações graves para a saúde, o que seria considerado negligência"[8] Quando o doente apresenta uma história de alergia a medicamentos, esta deve ser aceite como um facto até prova em contrário. Duvidar de tal historial pode ser um convite a problemas graves. Se o doente tiver a certeza absoluta do fármaco agressor, deve ser utilizado um fármaco com uma derivação química diferente. No entanto, se o doente apresentar uma história alérgica definitiva a um medicamento e não souber qual é o medicamento exato, é preferível que o doente faça um teste antes de começar a utilizar qualquer medicamento aleatoriamente.[29] Além disso, o não registo de uma história alérgica adequada durante o exame é considerado negligência letal.

4. NEGLIGÊNCIA INFANTIL

4.1 Negligência nutricional

- A incapacidade de prosperar pode ser definida como uma condição de subnutrição, com peso abaixo do percentil 3 e altura e perímetro cefálico acima do percentil 3 nas curvas de crescimento.
- Ao exame físico, os bebés têm uma cara magra, costelas proeminentes, nádegas gastas e extremidades atrofiadas e manifesta-se nos primeiros 2 anos de vida.
- Estima-se que 30 % das causas de atraso no crescimento sejam orgânicas, 20 % de subalimentação devido a erros compreensíveis e 50 % de subalimentação devido a negligência parental. A mãe pode negligenciar a alimentação do bebé por se sentir sobrecarregada de responsabilidades ou por estar cronicamente deprimida e ser hostil para com o bebé.

4.2 Negligência nos cuidados de saúde

- Quando uma criança com uma doença crónica tratável sofre uma deterioração grave do seu estado de saúde porque os pais ou os cuidadores ignoram repetidamente as recomendações de cuidados de saúde, existe negligência nos cuidados de saúde.
- A negligência em matéria de cuidados de saúde pode ocorrer em situações em que existe uma emergência e em que os pais ou os prestadores de cuidados não a reconhecem tanto.
- As recusas devido a crenças religiosas também conduzem à negligência dos cuidados de saúde.
- No entanto, o direito da criança à vida e à saúde deve sobrepor-se ao direito constitucional dos pais ou prestadores de cuidados à liberdade religiosa. Se a doença for incurável, os desejos dos pais ou cuidadores relativamente à não intervenção, sejam eles religiosos ou filosóficos, são frequentemente respeitados.

4.3 NEGLIGÊNCIA DENTÁRIA

- O problema da negligência dentária é omnipresente; no entanto, só recentemente foi definido à parte da categoria mais ampla de abuso e negligência infantil. Consequentemente, o reconhecimento e a notificação da negligência dentária pelos profissionais têm sido difíceis.

- A negligência infantil ocorre quando um dos pais ou um prestador de cuidados permite, deliberadamente ou não, que a criança sofra ou deixa de fornecer o necessário para o seu desenvolvimento físico, emocional e intelectual.
- O Comité Ad Hoc sobre Abuso e Negligência Infantil da Academia Americana de Odontopediatria definiu a negligência dentária como: O facto de um pai ou tutor não procurar tratamento para cáries, infecções orais e/ou dores orais visualmente não tratadas, ou o facto de o pai ou tutor não seguir o tratamento depois de informado da existência da condição acima referida.

4.4 NEGLIGÊNCIA EM MATÉRIA DE SEGURANÇA

- Embora a maior parte dos acidentes se deva a uma falha de segurança e, teoricamente, pudesse ter sido evitada, a interrupção do acontecimento fatídico teria exigido uma previsão e um timing invulgares por parte dos pais ou do prestador de cuidados. Estes acidentes são legítimos e todas as crianças os têm.
- A negligência em matéria de segurança, no entanto, ocorre quando as lesões resultam da falta de supervisão. Estas situações envolvem geralmente crianças com menos de 4 anos de idade, quando é importante que os pais as supervisionem diretamente. Isto leva a lesões como queimaduras, envenenamentos e quedas, porque as crianças não estão a ser vigiadas.

4.5 NEGLIGÊNCIA EMOCIONAL

- Os maus tratos emocionais podem ser definidos como a contínua culpabilização e rejeição da criança por parte dos pais ou do prestador de cuidados.
- Os abusos verbais graves também fazem parte dos abusos emocionais, tal como a negligência do aluno por parte do professor.
- O abuso emocional é muitas vezes difícil de detetar e envolver:

Psicopatologia grave e comportamento perturbado da criança, que tornam improvável a sua capacidade de funcionar e lidar com a situação na idade adulta

Práticas anormais de educação dos pais que causaram distúrbios de comportamento na criança

- Recusa do progenitor em efetuar o tratamento da criança.

4.6. NEGLIGÊNCIA FÍSICA

Não cuidar das crianças de acordo com as normas aceites ou apreciadas. Esta situação é geralmente coaxial com os maus tratos físicos e envolve a apresentação da criança com o cabelo sujo, roupa suja ou insuficiente, almoços inadequados, vacinação incompleta, ambiente doméstico insalubre e supervisão inadequada depois da escola.

5. Como prevenir a negligência dentária?

A prática da medicina dentária baseia-se em cinco princípios éticos que implicam, nomeadamente

- Para não causar danos,
- Para fazer o bem,
- Respeito pelas pessoas,
- Veracidade, Beneficência,
- Justiça,

Assim, para evitar a negligência dentária, estes princípios éticos devem ser rigorosamente seguidos por todos os dentistas. Quando os doentes chegam a uma clínica dentária, deve ser feita uma anamnese detalhada, incluindo a história clínica, a história dentária e quaisquer outros episódios específicos dos doentes, e deve ser efectuado um exame clínico minucioso para se chegar ao diagnóstico correto. Devem ser mantidas condições de assepsia adequadas na clínica para evitar a contaminação ou a propagação de infecções. Ao aconselhar quaisquer procedimentos de investigação, o dentista deve pesar os seus benefícios sobre as suas desvantagens e prescrever apenas o que é absolutamente necessário.

Uma das mais importantes salvaguardas legais, bem como uma importante obrigação moral dos dentistas para com os seus pacientes, é a obtenção do consentimento para qualquer ação de cuidados de saúde. Durante os procedimentos dentários, se ocorrerem quaisquer erros devido à apreensão do doente, maquinaria defeituosa, materiais defeituosos, técnica incorrecta ou quaisquer episódios inevitáveis que possam causar danos ao doente e, por conseguinte, fazer com que o tratamento não seja bem sucedido, devem ser informados ao doente, juntamente com as suas possíveis complicações, em vez de os esconder. Para além disso, deve evitar-se mascarar ou fugir a essa incidência através de meios pouco éticos.

6. Teste de Negligência

➢ O teste de Bolam

O locus classicus do teste do padrão de cuidados exigido por lei a um médico desenvolveu-se a partir deste caso histórico. O Sr. Justice McNair afirmou que: [um médico] *não é culpado de negligência se tiver agido de acordo com a prática aceite como adequada por um corpo responsável de médicos especializados nessa arte específica. Em sentido inverso, um homem não é negligente, se estiver a agir de acordo com essa prática, apenas porque existe um corpo de opinião que teria uma opinião contrária.*

Em termos práticos, o efeito do teste *Bolam* é que não se pode concluir pela existência de negligência quando o médico arguido actuou em conformidade com um corpo de opinião médica responsável. Este teste foi repetidamente aprovado a nível de recurso e está consagrado na lei. A principal crítica ao teste *Bolam* é o facto de não estabelecer uma distinção entre "o que é feito" e "o que deveria ser feito".

➢ O teste de Bolitho

As acções aceites no teste Bolam devem ser passíveis de análise lógica. Mesmo que um corpo responsável de colegas profissionais considere as acções como corretas, o tribunal pode, ainda assim, considerar que se trata de negligência. Em termos práticos, a primeira fase consistiria em o tribunal avaliar se a decisão tem um apoio responsável dos pares, com base numa abordagem estruturada, fundamentada e defensável. A opinião professada deve resistir a uma "análise lógica". Isto reflecte, em termos gerais, o teste *Bolam*, tal como é conhecido. A segunda fase, e é aqui que *Bolitho* pode realmente produzir efeitos, consiste em avaliar, com base numa "análise de risco", a validade de aceitar o tratamento ou a linha de ação proposta pelo arguido e, mais importante ainda, a validade de rejeitar decisões concorrentes. Ao proceder a essa análise, o tribunal pode ter em conta uma série de factores, incluindo a magnitude do risco, os riscos comparativos de intervenções e tratamentos alternativos, a gravidade das consequências, a facilidade com que o risco pode ser evitado e as implicações dessa evitação em termos de finanças e recursos dos cuidados de saúde.

7. CONCLUSÃO

Os graves impactos da negligência dentária nas crianças, nas suas famílias e na sociedade foram apoiados por conclusões cumulativas de estudos revistos. Além disso, todos os artigos sugeriram que tem muitos efeitos duradouros e que os profissionais de saúde, especialmente os dentistas, são responsáveis pela negligência dentária das crianças. Além disso, nos casos de negligência dentária identificada, foi salientada a necessidade de uma avaliação adequada em termos de um quadro mais alargado de negligência. Por último, recomenda-se aos profissionais de saúde que considerem os vários aspectos da negligência dentária infantil abordados no presente documento.

8. SUGESTÕES

Acredita-se firmemente que é essencial melhorar o conhecimento dos pais sobre as práticas diárias de saúde oral, bem como sobre os hábitos alimentares corretos. Os programas educativos dedicados a aumentar a sensibilização do público, abordando a preocupação com os pais e fornecendo aconselhamento aos assistentes sociais e trabalhando com famílias afectadas pela negligência dentária infantil parecem promissores. Os dentistas estão em posição de diagnosticar a negligência dentária infantil, pelo que deve ser dada mais ênfase a este tópico como parte da formação pré-graduada em medicina dentária. O currículo dentário não treina adequadamente os estudantes para detetar casos de negligência dentária. Por rotina, os estudantes de medicina dentária ouvem o tópico da negligência infantil em aulas tradicionais baseadas em palestras. Assim, esta abordagem resulta num recetor passivo que pode não ser competente para diagnosticar a negligência dentária. Assim, não se pode esperar que os licenciados sejam capazes de diagnosticar casos ou vítimas suspeitas. Este problema pode ser atenuado através da revisão dos programas curriculares e da inclusão de um tópico pormenorizado sobre esta questão e o seu reconhecimento clínico. Desta forma, quando os alunos iniciarem a sua prática privada, lidarão com a negligência dentária de forma mais competente. A formação pós-graduada é outra forma de fornecer aos médicos dentistas as caraterísticas da negligência dentária infantil. O médico, como profissional de nível superior que atende pacientes pediátricos, pode não diagnosticar os aspectos odontológicos da negligência. Assim, sugere-se também que os médicos e a equipa dentária colaborem entre si para maximizar a prevenção, a identificação e o tratamento das vítimas de negligência dentária. Além disso, o papel da saúde pública como parte integrante da melhoria da saúde da comunidade não deve ser ignorado. No entanto, é obrigatória a existência de uma ferramenta de orientação clara para ajudar os enfermeiros a distinguir as vítimas de negligência dentária infantil e a efetuar o seu acompanhamento. Finalmente, é fortemente defendido o conhecimento dos mecanismos que colocam as vítimas em maior risco de doenças durante a idade adulta jovem e média.

ABUSO DE CRIANÇAS

1. DEFINIÇÕES

O abuso ou maus tratos a crianças constitui todas as formas de maus tratos físicos e/ou emocionais, abuso sexual, negligência ou tratamento negligente ou exploração comercial ou outra, resultando em danos reais ou potenciais para a saúde, sobrevivência, desenvolvimento ou dignidade da criança no contexto de uma relação de responsabilidade, confiança ou poder." - Organização Mundial de Saúde, 1999

"O dano físico ou mental, abuso ou exploração sexual, tratamento negligente ou maus-tratos de uma criança com menos de 18 anos por uma pessoa responsável pelo bem-estar da criança em circunstâncias que indicam que a saúde ou o bem-estar da criança é prejudicado ou ameaçado." - Lei da Proteção da Criança.

2. FACTORES DE RISCO E ETIOLOGIA

Vários factores de risco contribuem para a evidência de abuso e negligência de crianças:

I. Factores relacionados com os pais ou prestadores de cuidados

II. Factores relativos às crianças

III. Factores familiares

I. Fator pais ou prestadores de cuidados:

- Caraterísticas de personalidade e bem-estar psicológico: Os pais solitários, infelizes e revoltados podem não ter a maturidade necessária para a contenção na disciplina.
- Historial de maus tratos: Nem todos os pais que foram vítimas de maus-tratos se tornam agressores, mas essas pessoas estão em maior risco.
- Abuso de substâncias: O abuso de drogas ou álcool é frequentemente observado em pais que negligenciam ou abusam de crianças dependentes.
- Atitude e conhecimentos: Os pais que têm expectativas irrealistas em relação às crianças ou que não têm conhecimentos sobre o desenvolvimento infantil

correm um risco mais elevado de adotar comportamentos abusivos.

II. Fator criança:

- Idade: Aumenta com a idade; os adolescentes correm o dobro do risco dos bebés. O risco de morte é muito maior nas crianças com menos de um ano de idade.
- Deficiências: As crianças com deficiências físicas ou com atraso mental correm um risco acrescido de serem vítimas de maus tratos.
- Factores de personalidade/comportamentais: Crianças com perturbações de défice de atenção. Os temperamentos difíceis e os comportamentos agressivos são mais susceptíveis de serem maltratados.

III. Fator Família:

- Conflito conjugal e violência doméstica.
- Stress: A falta de recursos ou de apoio em alturas de stress pode predispor um prestador de cuidados a cometer abusos.
- Interação entre pais e filhos: Os pais que vêem os seus filhos como diferentes ou problemáticos podem recorrer mais facilmente ao abuso.
- Pobreza e desemprego: A falta de recursos financeiros adequados pode causar grande tensão nas famílias de alto risco.
- Isolamento social e apoio social: Os pais que não têm amigos ou familiares para os ajudar a cuidar dos filhos são mais susceptíveis de infligir maus-tratos do que os que têm esse apoio.
- Comunidades violentas

4. TIPOS DE ABUSO DE CRIANÇAS

Quando se consideram todas as formas de abuso de crianças, a distribuição entre homens e mulheres é quase igual. Algumas das caraterísticas que identificam a criança maltratada são:

- Criança demasiado medrosa ou passiva

- Evidência de confinamento prolongado, como atraso na fala
- Evidência de lesões cutâneas repetidas ou outras
- A criança está subnutrida e recebe alimentos ou bebidas inadequados
- Evidência de cuidados gerais deficientes.
- A criança é rabugenta, irritável ou chora com facilidade
- As crianças vítimas de maus-tratos físicos eram mais agressivas do que as negligenciadas

Os tipos de abuso de crianças são os seguintes

I. Maus tratos físicos
II. Abuso emocional
III. Abuso sexual
IV. Não prosperar
V. Abuso escolar
VI. Droga ou envenenamento intencional
VII. Síndrome de Manchausen proxy

4.1 ABUSO FÍSICO

Trata-se de uma forma não acidental de traumatizar o corpo da criança, que pode resultar em lesões graves ou mesmo na morte. Trata-se de um dos tipos mais comuns de maus tratos a crianças, com uma incidência superior a 10%. Este tipo de lesões pode ser infligido pelos pais, familiares ou babysitters.

Mais de 90% dos pais agressores não têm personalidades psicóticas nem criminosas; tendem a ser adultos solitários, infelizes, zangados e sob stress. Ferem os filhos com raiva depois de terem sido provocados por um comportamento incorreto e, muitas vezes, eles próprios sofreram maus tratos físicos quando eram crianças. Embora muitos casos de abuso de crianças se baseiem em achados físicos, a história é um instrumento útil quando a criança relata achados não descritivos[23].

- **HISTÓRIA DE TESTEMUNHAS OCULARES**

Este processo tem normalmente 3 aspectos:

- o A própria criança afirma que a lesão foi causada pelo progenitor.
- o Um progenitor acusa o outro da lesão.
- o Os pais aceitam que uma das muitas lesões é causada por ele, mas não todas.

- **HISTÓRIA INEXPLICÁVEL**

Alguns pais ou prestadores de cuidados negam ter conhecimento da lesão; outros podem contar sobre a lesão, mas não podem dar qualquer explicação sobre a forma como esta ocorreu.

Quando pressionados, tornam-se mais evasivos ou dão explicações vagas que são auto-incriminatórias.

- **HISTÓRIA IMPLAUSÍVEL**

Muitos pais dão uma explicação para o ferimento, mas uma que é implausível e inconsistente com o senso comum, como a descrição de um ferimento ligeiro, quando as marcas na criança provam o contrário.

- **ANTECEDENTES ALEGADOS OU AUTO-INFLIGIDOS**

Uma alegada lesão auto-infligida num rapazinho é muito grave. Em geral, se uma criança não consegue gatinhar, não pode causar ferimentos a si própria.

- **ATRASO NA PROCURA DE CUIDADOS MÉDICOS**

A maioria dos pais agressores procura cuidados imediatos quando a criança está ferida.

Em contrapartida, algumas crianças maltratadas não são apresentadas para tratamento durante um período de tempo considerável, mesmo em caso de ferimentos graves.

Outra caraterística - o progenitor agressor não pode acompanhar a criança ao centro de saúde.

4.1(a) BRUISES EM CASO DE ABUSO FÍSICO DE CRIANÇAS:

I. **BRUISES INFLICTADAS**: ocorrem em locais típicos ou enquadram-se em padrões reconhecíveis.ex.

- Nádegas e região lombar

- Genitais e parte interna das coxas
- Bochecha (marcas de bofetada)
- Lóbulo da orelha (marcas de picadas)
- Lábio superior e frénulo
- (alimentação forçada)
- Pescoço (marcas de estrangulamento)

II. CONTUSÕES ACIDENTAIS:

Todas as descolorações azuladas da pele não são nódoas negras. A maior parte das crianças adquire 1 ou 2 nódoas negras durante a atividade diária, por exemplo, nos joelhos e nas pernas quando caminham e na testa quando saltam. As suas caraterísticas são semelhantes às marcas de agarramento ou de maus tratos. No entanto, as nódoas negras acidentais situam-se sobre proeminências ósseas, enquanto as marcas de maus tratos se situam em tecidos moles.

III. BRUISES INCOMUNS (práticas culturais)

Estas são normalmente o resultado de práticas étnicas. Os vietnamitas podem provocar nódoas negras simétricas e lineares esfregando moedas (Cao Gio). Para os sintomas de febre, arrepios ou dores de cabeça, cobrem-se as costas e o peito com óleo e massajam-se as costas e o peito em movimentos descendentes com o bordo de uma moeda.

4.1(B) VARIÁVEIS QUE AFECTAM O ASPECTO DAS NÓDOAS NEGRAS

- Vascularização do tecido lesionado: Os hematomas nos tecidos soltos e altamente vascularizados à volta dos olhos são mais pronunciados do que na pele em áreas como a palma da mão ou as plantas dos pés.
- Idade: As crianças e os idosos ficam com nódoas negras mais facilmente devido à pele frouxa e delicada.
- Taxa metabólica: As mulheres ficam com nódoas negras mais facilmente do que os homens.
- Medicamentos: A aspirina, por exemplo, pode aumentar a hemorragia.

- Cor normal da pele: As pigmentações da mancha podem afetar a observação de uma contusão.
- Massa e velocidade do impacto: Podem influenciar a profundidade e a superfície da lesão, bem como a taxa de cicatrização. Por exemplo, uma lesão subcutânea profunda pode prolongar o tempo de hemorragia ou um hematoma anterior no mesmo local pode afetar o hematoma subsequente, aumentando a taxa de resolução.
- Tempo de lesão: O momento do aparecimento da equimose está relacionado com o tempo necessário para que o sangue extravasado chegue à superfície. Este tempo de espera permite que as equimoses ante mortem apareçam post mortem.
- Outros factores que afectam as contusões: Rapidez da morte após a lesão e condições ambientais

4.1(c) MARCAS DE ABUSO FÍSICO DE CRIANÇAS:

o MARCAS DE MÃO HUMANAS

O tipo mais comum são as **marcas de agarramento - nódoas** negras de forma oval; assemelham-se a impressões digitais devido ao facto de a criança ter sido agarrada com um abanão violento.

Marcas de agarrar não abusivas - quando os pais seguram na perna da criança para a ajudar a andar ou nas bochechas, se um adulto as apertar numa tentativa de lhe pôr comida ou medicamentos na boca, deixando uma nódoa negra com a marca do polegar numa bochecha e 2-4 nódoas negras com a marca do dedo na outra bochecha.

o MARCAS DE CINTA

Trata-se de contusões rectangulares de 1 a 2 cm de largura, com bordos afiados e de vários comprimentos, que por vezes cobrem uma superfície curva do corpo, frequentemente causadas por um cinto.

- **MARCAS DE LOOP**

São secundárias para serem atingidas com um fio de lâmpada dobrado ou uma corda. A extremidade distal do laço bate com mais força, geralmente rompendo a pele e deixando cicatrizes em forma de laço.

- **MARCAS BIZZARES**

Infligido quando um instrumento rombo é utilizado para punir, resultando numa contusão que se assemelha a uma forma.

- **MARCAS DE TIE**

Estão presentes nos tornozelos e são provocados quando uma criança é imobilizada.

Por exemplo: uma corda ou um cordão estreito provoca um corte circunferencial. Uma correia ou um pedaço de lençol provoca uma queimadura por fricção ou uma queimadura por corda que se apresenta como uma grande bolha que circunda a extremidade.

- **Marcas de GAG CIRCUMFERENCIAIS**

Abrasões que aparecem perto do canto da boca. As crianças podem ser amordaçadas devido a gritos ou berros.

4.1(d) A SÍNDROME DA CRIANÇA MALTRATADA

Termos alternativos utilizados: síndrome do bebé sacudido; traumatismo não acidental; bebé sacudido por chicotada; síndrome do bebé sacudido por chicotada.

É uma forma de abuso infantil que ocorre quando o agressor abana violentamente um bebé ou uma criança pequena, criando um movimento do tipo chicotada que provoca lesões de aceleração-desaceleração.

➢ **HISTÓRIA**

- Foi inicialmente descrita pelo Dr. John Caffey.
- O termo descreve um conjunto de sintomas encontrados com pouca ou nenhuma evidência externa de traumatismo craniano, incluindo hemorragias

retinianas com hemorragia subdural ou subaracnóidea ou ambas.

- Em 1971, Guthkelch propôs que a lesão por efeito de chicotada causava hemorragia subdural em bebés ao rasgar as veias no espaço subdural.

➢ **SINAIS E SINTOMAS**

- Hemorragias da retina
- Fracturas múltiplas dos ossos longos
- Hematoma subdural
- Inchaço dos tecidos moles

➢ **Outros efeitos da síndrome do bebé sacudido incluem**:

- Lesão axonal difusa
- Privação de oxigénio
- Inchaço do cérebro, o que pode aumentar a pressão intracraniana e danificar o tecido cerebral.

➢ **As vítimas da síndrome do bebé sacudido podem apresentar :**

- Irritabilidade
- Insuficiência de crescimento
- Alterações no padrão alimentar
- Letargia
- Aumento do tamanho da cabeça
- Alteração da respiração
- Pupilas dilatadas
- As vértebras, os ossos longos e as costelas também podem estar associados

➢ **ANATOMIA E FISIOLOGIA**

As crianças com menos de 3 anos de idade são mais susceptíveis a lesões cerebrais provocadas por abanões devido a vários factores anatómicos:

As suas cabeças pesam mais em relação ao corpo e os músculos do pescoço são fracos e não conseguem evitar movimentos violentos.

Os cérebros dos bebés não estão totalmente mielinizados; a bainha de mielina forma-se na infância e completa-se na adolescência.

O conteúdo de água do cérebro é reduzido à medida que os neurónios ganham mielina durante o desenvolvimento, pelo que os bebés têm um maior conteúdo de água do que os adultos. Devido a este elevado teor de água, o cérebro das crianças é mais macio e mais suscetível a lesões por aceleração e desaceleração e a lesões axonais difusas.

➢ **Intervenção e prevenção**

Assim que um caso de abuso de crianças é suspeito e denunciado, a equipa multidisciplinar da instituição inicia o processo de rastreio. Um pedodontista pode contribuir para a prevenção deste ato criminoso, compreendendo várias questões relacionadas com o abuso de crianças e aplicando-as a diferentes níveis.

- **Nível primário:** O dentista deve seguir abordagens que sejam aplicáveis a uma população em geral, sem visar um grupo de alto risco específico.

  Deve ser dada maior atenção ao rastreio das crianças com maior risco de maus tratos.

  Os pais que correm o risco de abusar de crianças são, frequentemente, eles próprios muito carenciados, pelo que precisam de ser examinados e aconselhados.

  Deve ser efectuada uma avaliação exaustiva da situação da criança e da família com a ajuda de um assistente social e de um profissional de saúde mental.

- **Nível secundário:** Preocupações e efeitos dirigidos às pessoas que se sabe estarem especialmente expostas a um risco elevado.

  O pedodontista deve reconhecer as suas limitações e assumir a responsabilidade de aplicar uma abordagem interdisciplinar.

  O objetivo da intervenção deve ser o de melhorar as capacidades dos pais para que possam cuidar mais adequadamente dos seus filhos e evitar possíveis maus-tratos.

- **Nível terciário:** Refere-se à intervenção depois de a doença já ter sido identificada. Considera-se prevenção, uma vez que o objetivo é evitar a recorrência da doença.

  O pedodontista deve assegurar que a criança é encaminhada para uma agência de proteção da criança designada.

  Ele não deve fazer a denúncia e desligar-se, pois muitas vezes tem informações valiosas, que podem ajudar no tratamento e no acompanhamento da situação.

A prevenção é semelhante à prevenção do abuso de crianças. Os novos pais, os prestadores de cuidados e as amas de bebés podem ser alertados para os danos causados pelo abanar dos bebés.

➢ **TRATAMENTO**

Envolve a monitorização da pressão intracraniana, a drenagem do líquido dos ventrículos cerebrais e, se estiver presente um hematoma intracraniano, a drenagem do hematoma.

4.2 ABUSO EMOCIONAL

Pode ser definido como a má relação emocional contínua com uma criança que deixa efeitos profundos e permanentes no desenvolvimento emocional. Vários abusos verbais também fazem parte do abuso emocional. É difícil de detetar e envolver:

Psicopatologia grave e comportamento perturbado na criança, tornando improvável que ela seja capaz de funcionar e lidar com a situação como adulto.

Práticas anormais de educação da criança por parte dos pais que causaram distúrbios de comportamento na criança. Recusa do progenitor em obter o tratamento para a criança.

- **REJEIÇÃO**

Os pais que não têm a capacidade de criar laços, apresentam um comportamento de rejeição para com a criança, dizendo-lhe de várias formas que:

- ✓ ele ou ela não é desejado(a).
- ✓ chamar-lhe nomes e dizer à criança que ela não vale nada.

A criança torna-se o bode expiatório da família, sendo culpada por todos os problemas familiares.

- **IGNORANDO**

Os pais que tiveram poucas das suas necessidades emocionais satisfeitas são frequentemente incapazes de responder às necessidades dos seus filhos. Podem não mostrar apego à criança ou não lhe dar carinho.

Podem não dar importância à criança e, muitas vezes, não exprimem o seu afeto ou nem sequer reconhecem a sua presença.

- **TERRORIZAR**

Os pais podem selecionar um filho para o criticar e castigar.

Pode ridicularizá-lo por demonstrar emoções normais e ter expectativas muito para além das suas capacidades normais.

A criança pode ser ameaçada de morte, mutilação e abandono.

- **ISOLAMENTO**

Um pai que abusa de uma criança através do isolamento pode não permitir que a criança participe em actividades adequadas com os seus pares; pode manter o bebé no seu quarto ou pode impedir os adolescentes de participarem em actividades extracurriculares.

- **CORRUPÇÃO**

Os pais permitem que os filhos consumam drogas ou álcool; que assistam a comportamentos cruéis para com os animais; que vejam materiais pornográficos e actos sexuais para adultos; que testemunhem ou participem em actividades criminosas como roubar, agredir, prostituir-se, etc.

4.3 ABUSO SEXUAL

Define-se como contacto ou interação entre uma criança e um adulto quando a criança está a ser utilizada para a estimulação sexual do agressor ou de outra pessoa.

Também pode ser definido como qualquer atividade sexual com uma criança com menos de 18 anos, por parte de um adulto.

A criança vítima de abuso sexual é, na maioria das vezes, do sexo feminino (o rácio de mulheres vitimadas em relação aos homens é de 9:1). As crianças na adolescência parecem estar em maior risco. A maioria dos agressores são familiares ou conhecidos da família.

A relação próxima entre a vítima e o agressor agrava o problema da denúncia, o que conduz a uma vítima que pode ser objeto de abusos repetidos.

Algumas das caraterísticas assinaladas são:

- Efeitos emocionais
- Perturbações funcionais como a retenção de fezes
- Masturbação frequente
- Preocupação com a zona genital
- Regressão no comportamento
- Culpa e ansiedade

4.3(a) O PERPETRADOR

O autor de abuso sexual já não é considerado o estranho impessoal que vitima uma criança desconhecida. O número de agressões sexuais perpetradas por pessoas conhecidas da criança aumentou drasticamente.

- O tipo de abuso pode caraterizar o agressor. O incesto é mais frequentemente cometido por um progenitor masculino contra uma criança do sexo feminino. O pai pode ter um de vários perfis: pode ser abusivo ou tímido ou retraído; problemas sexuais com o cônjuge ou alcoolismo.
- O incesto materno-filial ou paterno-filial é menos frequente, mas indica uma pathosis psicológica.

4.3 (b) ACT

- Os tipos incluem molestação (carícias ou masturbação), coito (coito vaginal, anal ou oral numa base nãoassassinativa) ou violação relacionada com a família. Gravidez ou doença venérea podem ser as sequelas de abuso sexual repetido.

- O ato de abuso sexual raramente é um acontecimento único, se for perpetrado por alguém familiar à vítima. Em muitos casos, o abuso pode envolver carícias repetidas nos órgãos genitais ou noutras partes do corpo. De interesse para os dentistas é a associação de caraterísticas orais com o abuso sexual de crianças devido a beijos ou penetração oral.

4.4 (c) VÍTIMA

A criança vítima de abuso sexual é, na maioria das vezes, do sexo feminino, sendo o rácio de mulheres vitimadas em relação aos homens de 9:1.

- As crianças de todas as idades são vítimas de abusos sexuais, mas as que estão no início da adolescência parecem estar mais expostas a esse risco.
- A maioria dos agressores são familiares, alguns são conhecidos da família e os menos comuns são estranhos. Esta relação próxima entre a vítima e o agressor agrava o problema da denúncia, o que conduz a uma vítima que pode ser objeto de abusos repetidos.
- Os perfis psicológicos das crianças vítimas de abuso sexual variam muito e parecem ter alguma relação com a idade, a proximidade do agressor e o tipo de abuso. Muitas vezes, as crianças pequenas não sofrem efeitos a longo prazo do abuso sexual, uma vez que não identificam o ato com os conceitos de certo e errado da sociedade.
- Algumas das caraterísticas que se destacam são:

  Efeitos emocionais

  Perturbações funcionais como retenção de fezes

- Masturbação frequente
- Preocupação com a zona genital
- Regressão no comportamento
- Culpa e ansiedade

4.5 ABUSO E NEGLIGÊNCIA NO DOMÍNIO DA EDUCAÇÃO

Quando um pai ou um encarregado de educação permite conscientemente o absentismo escolar crónico, mantém intencionalmente a criança em casa ou não a matricula na escola.

A negligência educativa pode levar ao insucesso na aquisição das competências básicas necessárias, ao abandono escolar e/ou a um comportamento perturbador contínuo.

4.6 INTOXICAÇÃO OU ENVENENAMENTO INTENCIONAL

A drogadição intencional de crianças por parte dos pais ou prestadores de cuidados envolve a administração de um medicamento não sujeito a receita médica ou prescrito que é prejudicial e não se destina a crianças.

Os medicamentos mais comuns administrados são os sedativos, os alucinogénios e as drogas recreativas.

4.7 NÃO PROSPERAR

A falta de crescimento em bebés e crianças resulta de uma nutrição inadequada para manter o crescimento físico e o desenvolvimento.

É definida como um crescimento físico inadequado, diagnosticado através da observação do crescimento ao longo do tempo, utilizando um gráfico de crescimento padrão.

A causa fundamental da falta de crescimento é a deficiência nutricional.

Pode ser não intencional, ocorrendo com dificuldades de amamentação, erros na preparação de fórmulas, má seleção da dieta ou técnicas de alimentação inadequadas.

Pode também ser causada por doenças orgânicas como a fibrose quística, a paralisia cerebral, erros inatos do metabolismo, doenças celíacas, doenças renais, envenenamento por chumbo ou doenças cardíacas graves.

Por conseguinte, é multifatorial, envolvendo uma combinação de doença orgânica, problemas neurológicos subtis ou problemas comportamentais, comportamento parental disfuncional e dificuldades de interação entre pais e filhos. (Bithoney,

1985)

Os factores de risco que devem alertar o profissional de saúde são

- Depressão parental, stress, vida conjugal, divórcio.
- História de abuso parental em criança.
- Atraso mental e anomalias psicológicas nos pais.
- Jovem e mãe solteira sem apoio social.
- Violência doméstica
- Abuso de álcool ou de substâncias
- Abuso infantil anterior na família
- Pais com competências sociais e de adaptação inadequadas.
- Pais demasiado concentrados na carreira
- Não adesão a regimes médicos.
- Os bebés com atraso de crescimento, que se suspeita serem vítimas de abuso e negligência, necessitam de uma intervenção multidisciplinar agressiva.

4.8 SÍNDROME DE MUNCHAUSEN POR PROCURAÇÃO

O termo "síndrome de Munchausen" foi descrito pela primeira vez em 1951 por Asher para caraterizar indivíduos que produzem intencionalmente sinais e sintomas de uma doença e que tendem a procurar cuidados médicos ou hospitalares. Mais tarde, em 1977, Meadow utilizou o termo "síndroma de Munchausen por procuração" para descrever crianças cujas mães produzem histórias de doença para os seus filhos e que apoiam essas histórias com sinais e sintomas físicos fabricados, ou mesmo com testes laboratoriais alterados.

O termo "Munchausen" está associado ao Barão Münchhausen (Karl Friedrich Hieronymus Freiherr von Münchhausen, 1720-1797), a quem foram atribuídas histórias fantásticas e irreais sobre a sua vida e experiências.

➢ CLASSIFICAÇÃO E SÍNDROMA CLÍNICO

Atualmente, apesar do uso disseminado do termo "síndrome de Munchausen", a entidade nosológica para estas duas síndromes está descrita na Classificação

Internacional de Doenças. A síndrome de Munchausen foi incluída na décima edição da Classificação Internacional de Doenças e classificada como produção ou simulação intencional de sintomas ou incapacidades físicas ou psicológicas (perturbação factícia). A síndrome de Munchausen por procuração está classificada na categoria T74.8, *ou seja,* abuso de crianças, embora este termo também seja utilizado para se referir a pessoas idosas ou deficientes e/ou adultos dependentes cujos sinais ou sintomas físicos são criados por um prestador de cuidados e cujos testes laboratoriais foram alterados.

O síndroma de Munchausen também é designado por "dependência hospitalar", "dependência polisúrgica" e "síndroma do doente profissional"

O Manual de Diagnóstico e Estatística das Perturbações Mentais, quinta edição (DSM-5), define as perturbações factícias como as que são impostas ao próprio e aos outros (anteriormente designadas "perturbações factícias por procuração").([5])

As principais caraterísticas da perturbação factícia imposta ao próprio são a simulação de sinais e sintomas físicos e/ou psicológicos e a indução de lesões ou doenças associadas à fraude identificada.

➢ INDICAÇÕES DE PERTURBAÇÃO FACTÍCIA COM CONDIÇÕES PSICOLÓGICAS

- Agravamento dos sintomas após a alta hospitalar
- Sintomas não consistentes com os encontrados numa síndrome
- Resposta consistente ao tratamento.
- Relatos de traumas físicos e emocionais, mas ninguém os confirma Pseudologia fantastica (mentiroso patológico).
- Relação intensa com outros doentes e com a equipa de cuidados de saúde.
- Sintomas semelhantes a outros doentes que aparecem durante .

➢ PREVALÊNCIA E EVOLUÇÃO DA DOENÇA

A informação sobre a prevalência de perturbações factícias, incluindo a síndrome de Munchausen, é limitada. No entanto, o seu diagnóstico é raramente referido e o subdiagnóstico é evidente. A perturbação é registada com mais frequência nos homens do que nas mulheres. A evolução das perturbações factícias pode limitar-se a um ou mais episódios breves, mas geralmente é crónica. A perturbação ocorre normalmente no primeiro ano da idade adulta e, na maioria dos casos, após a hospitalização de uma doença médica geral ou de outra perturbação mental.

➢ DIAGNÓSTICO DIFERENCIAL

O diagnóstico de perturbação factícia deve ser diferenciado de condições médicas gerais reais e de perturbação mental evidente. A suspeita de possíveis distúrbios mentais ou condições médicas gerais que representem um distúrbio factício deve surgir quando qualquer combinação dos seguintes factores é observada num paciente hospitalizado: apresentação atípica que não é classificada como uma condição médica geral ou um distúrbio mental identificado, sintomas ou comportamentos presentes apenas quando o indivíduo está a ser observado, pseudologia fantastica, comportamento atípico nas enfermarias do hospital (por exemplo desobediência às regras do hospital e discussão excessiva com os profissionais de saúde responsáveis pelos cuidados), compreensão invulgar da terminologia médica e das rotinas hospitalares, uso oculto de substâncias, evidência de múltiplos tratamentos (por exemplo, múltiplas cirurgias, cursos repetitivos de terapia electroconvulsiva), história de viagens extensas, poucas ou nenhumas visitas durante o internamento, curso clínico flutuante e desenvolvimento rápido de "complicações" ou nova "doença" em doentes cuja investigação inicial foi negativa. Nas perturbações somatoformes, as queixas físicas que não são abundantes são atribuídas a uma verdadeira condição médica geral, mas os sintomas não são produzidos intencionalmente. A simulação difere da perturbação factícia na medida em que a motivação para a produção de sintomas na simulação é caracterizada por um incentivo externo, enquanto na perturbação factícia não existem incentivos externos. Os indivíduos com simulação podem procurar hospitalização fabricando sintomas com o objetivo de obter uma compensação financeira, fugir à polícia ou simplesmente "um lugar para passar a noite". No entanto, na maioria dos casos, os sintomas podem "desaparecer" quando já não são úteis

➢ SIMULAÇÃO

A simulação não é considerada uma perturbação mental. Está incluída no DSM-5 e é definida como a produção intencional de sintomas físicos ou psicológicos falsos ou exagerados, motivada por incentivos externos, com o objetivo de evitar o serviço militar obrigatório, evitar o trabalho, obter uma compensação financeira, escapar a um processo criminal ou obter drogas. A simulação difere da perturbação factícia em termos da motivação para a produção de sintomas. Na simulação, o incentivo é externo, enquanto as perturbações factícias não têm esse incentivo. A simulação também está classificada no DSM-5 na categoria "Outros focos de atenção clínica", mas na 10.ª versão revista da Classificação Internacional de Doenças, está classificada em Z76.0 - Simulação (consciente) no item "Pessoas que procuram os serviços de saúde noutras circunstâncias".

> TRATAMENTO

Em geral, o tratamento da perturbação factícia não se baseia em estudos controlados e aleatórios. Em 2008, uma revisão sistemática sobre perturbações factícias, que incluiu 32 relatos de casos e 13 séries de casos, mostrou que não existem provas suficientes para avaliar a eficácia de qualquer técnica de tratamento das perturbações factícias, incluindo psicoterapia, tratamento medicamentoso, terapia comportamental e técnicas multidisciplinares. Até à data, nenhuma terapia biológica ou psicológica demonstrou eficácia com base em revisões e relatórios empíricos de clínicos com experiência neste domínio. Não foram efectuadas análises comparativas entre diferentes tipos de abordagem terapêutica, embora tenham sido descritas várias técnicas, como as psicodinâmicas e as comportamentais. Alguns autores referem que o internamento psiquiátrico involuntário tem sido utilizado para doentes que se colocam em risco e que não podem ser tratados em ambulatório. Essa abordagem é necessária porque a maioria dos pacientes, apesar de querer assumir a posição de doente ou colocar os outros nessa posição, não se reconhece como portador de transtorno mental, muitas vezes não adere ao tratamento e, por vezes, foge de sua cidade de origem para tentar ser internado em outro serviço de saúde, relatando quadros clínicos anteriores que produziu intencionalmente. O tratamento desses pacientes é extremamente difícil; apresenta baixíssimas taxas de adesão, mau prognóstico; e poucos casos apresentam melhora. Deve-se ressaltar que a maioria dos tratamentos relatados em estudos de caso ou revisões de literatura foram realizados em ambiente hospitalar, com poucas semanas ou meses de tratamento, o que pode ser um viés importante nesses estudos.[31]

5. CARATERÍSTICAS DO ABUSO DE CRIANÇAS

➢ A CRIANÇA MALTRATADA

- Criança demasiado medrosa ou passiva
- Evidência de confinamento prolongado como atraso na fala.
- Evidência de lesões cutâneas repetidas ou outras
- A criança está subnutrida e recebe alimentos ou bebidas inadequados.
- Evidência de cuidados gerais deficientes.
- A criança é rabugenta, irritável e chora com facilidade
- As crianças vítimas de maus tratos físicos são mais agressivas do que as negligenciadas.

➢ O ABUSADOR

Os maus tratos a crianças podem ocorrer em qualquer grupo cultural, profissional, socioeconómico e étnico, mas a incidência é maior nas minorias e nas famílias com baixos rendimentos.

Um dos pais é o agressor ativo, enquanto o outro aprova passivamente estes maus-tratos.

- Os pais têm frequentemente um historial de abuso pessoal.
- As caraterísticas de identificação do agressor são:
- Baixa autoestima
- Temperamento violento ou explosões
- Comportamento excessivamente crítico em relação à criança.

- Confusão ou embaraço ao falar sobre o trauma da criança.
- Evitar olhar ou tocar na criança.
- Relutância em contar a história do acidente ou dar uma explicação irrealista.
- Imaturo, deprimido ou exigente.

6. GESTÃO: DOCUMENTAÇÃO E REGISTO DO HISTORIAL DE ABUSO/NEGLIGÊNCIA DE CRIANÇAS

Cada dentista deve desenvolver um protocolo de exame para ajudar no rastreio e na notificação de casos suspeitos de abuso e negligência de crianças.

6.1 AVALIAÇÃO CLÍNICA

- História
- Exame físico
- Exame intra-oral
- Documentação

➢ Observação escrita

1. Número

2. Tipo

3. Localização

4. Resolução

5. Causa possível

6. Opinião

➢ Fotografias

1. Fotografia a cores de 35 mm
2. Várias vistas

➢ Radiografias

➢ Marcas de mordidelas

➢ Saliva

Tratamento

- Consulta parental
- Relatórios

7. ANÁLISE DO ABUSO E NEGLIGÊNCIA DE CRIANÇAS

O dentista e o seu pessoal devem ser educados para obter uma impressão visual da criança quando esta entra na sala de receção. O profissional deve observar se a criança e os pais/tutores têm uma interação adequada. Após a avaliação da história em casos suspeitos de AC/NC, o exame dessas crianças deve ser incorporado num exame dentário de rotina.

8. SÍTIOS COMUNS A OBSERVAR E EXAMINAR

As crianças maltratadas ou negligenciadas, devido ao medo, podem parecer excessivamente vigilantes ou apresentar uma "vigilância congelada", olhando constantemente. Não há sorrisos espontâneos e quase não há contacto visual. O dentista deve observar a criança quanto à falta de asseio, à baixa estatura em relação à idade e à evidência de má nutrição. Por exemplo: postura de cansaço com ombros arredondados, peito achatado, abdómen protuberante e queda de cabelo. O rosto é pálido, turvo e sem brilho.

As crianças demasiado bem vestidas - mangas compridas e camisas ou blusas de gola alta durante os meses quentes de verão - podem ser usadas para cobrir sinais de maus tratos físicos. Rosto e pescoço devem ser examinados para detetar equimoses periorbitais, hemorragia da esclerótica, ptose, desvio do septo nasal, marcas de queimaduras de cigarros e marcas de bofetadas. Cantos da boca com marcas de amarração de uma mordaça amarrada durante horas para forçar a alimentação (Mc Nees et al, 1975).

Ao mover a criança para cima na cadeira dentária em posição supina ou ao levantar, o movimento resulta em dor, traumatismo; deve suspeitar-se de marcas de cintos, marcas de cabos eléctricos, marcas de mordidelas, contusões ou fracturas de costelas ou clavículas e o dentista deve confirmar verificando-as.

Após a conclusão do exame físico geral, o dentista deve examinar os dentes e as estruturas de suporte:

- Falta de dentes ou dentes previamente traumatizados (avulsão, luxação, intrusão ou fratura).
- A mandíbula deve ser examinada para detetar qualquer desvio na abertura, amplitude de movimento, trismo e oclusão em repouso.
- Maxila, para qualquer mobilidade que indique uma fratura facial.
- Hematomas ou petéquias no palato mole e duro indicam abuso sexual sob a forma de penetração oral.
- É observada evidência de infeção ou ulceração. As amostras devem ser submetidas a uma cultura para detetar indícios de uma DST, como gonorreia, sífilis ou verrugas venéreas.
- A criança que apresenta cáries dentárias extensas e não tratadas, infeção não tratada ou dor dentária, pode ser vítima de negligência física.
- Por vezes, uma colher ou um garfo aplicados com força ou determinação suficientes podem resultar em dentes anteriores fracturados ou frénulo rasgado.

9. EXAME DEFINITIVO DE ABUSO/NEGLIGÊNCIA DE CRIANÇAS

Uma vez que a cabeça e o pescoço estão mais frequentemente envolvidos em casos de abuso, o dentista está numa posição única para identificar o abuso de crianças num exame de rotina.

O exame definitivo da AC/NC requer uma observação atenta e uma documentação pormenorizada quando existe uma suspeita.

Exame pormenorizado e palpação do crânio à procura de hematomas subgaleais e cefalohematomas (que se manifestam como áreas circunscritas de sensibilidade suave no couro cabeludo).

Sinais positivos de qualquer batalha como laceração, cicatriz e hematoma.

As superfícies do corpo que estão cobertas devem ser examinadas levantando as roupas até ao limite que elas permitem.

As únicas áreas que não estão na mira do dentista são os órgãos genitais e as nádegas. No entanto, os doentes levados para o bloco operatório para cirurgia podem ser examinados se houver suspeitas.

- **HEMATOMAS INFLIGIDOS**

As alterações de cor numa nódoa negra durante a cicatrização são:

- **MARCAS DE MÃOS HUMANAS**

As marcas das mãos podem deixar vários tipos de nódoas negras:

- Marcas de agarrar ou nódoas negras nas pontas dos dedos:
- Marcas de agarrar ou de apertar
- Equimoses de forma oval que se assemelham às pontas dos dedos
- O local mais comum é o braço ou o ombro
- As marcas de agarramento lineares ocorrem devido à presença de todo o dedo quando os capilares no bordo da lesão são suficientemente esticados para se romperem.
- Nas marcas de bofetada na bochecha - 2-3 contusões paralelas com um espaçamento da largura de um dedo serão vistas a atravessar uma contusão mais difusa.
- Equimoses em forma de meia-lua, uma contra a outra, resultantes de um beliscão, principalmente devido a uma unha.

- **LESÕES DA DENTIÇÃO**

Dentes traumatizados/avulsionados indicando trauma contundente ou lesão padrão por instrumentos.

Dentes descolorados que indicam traumatismos repetidos.

- **MARCAS DE MORDIDELAS**

É uma marca causada pelos dentes isoladamente ou em combinação com outras partes orais ou consiste em marcas dentárias produzidas por dentes antagonistas, que podem ser como duas marcas de arco opostas.

Classificação das marcas de mordedura

São classificados de acordo com:

I. Agente causador

II. Material mordido

III. Grau de mordedura

I. Dependendo do agente causador

A. Humano

o Crianças

o Adultos

B. Animais

o Mamíferos

o Répteis

o Peixe

C. Mecânica

o Prótese total

o Marcas de dentes de lâmina de serra

o Corrente de bicicleta e outros, como marcas de cabos eléctricos, marcas de correias, etc.

II. Dependendo do material mordido (Cameron e sinus,1973 & Mc Donald, 1974)

A. Pele - Humana - Animal

B. Artigos perecíveis

- Produtos alimentares como queijo, maçã, etc.

C. Artigos não perecíveis

- Objectos não animados, como tubos, canetas, lápis, etc.

III. Dependendo do grau de mordedura (Whittaker et al,1989)

A. **Marcas de dentadas definitivas**

As marcas de pressão nos dentes são formadas quando uma aplicação direta de pressão pelos bordos de mordida causou danos nos tecidos. Outras marcas podem ser causadas pela pressão da língua sobre os tecidos entre os pescoços dos dentes.

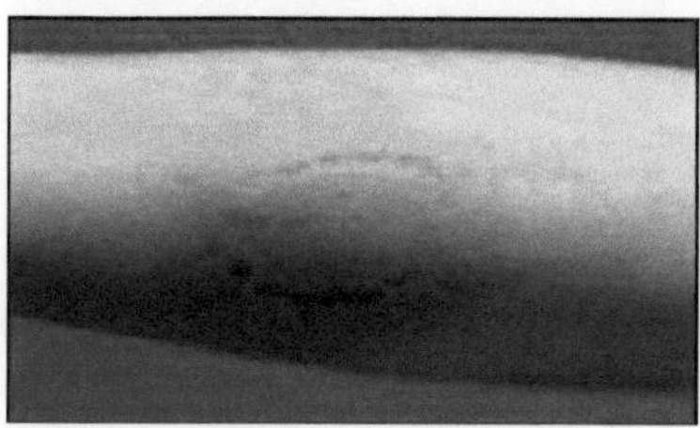

B. **Marcas de dentadas amorosas**

Estas marcas tendem a ser feitas lentamente com ausência de movimento entre os dentes e o tecido.

As marcas dos dentes inferiores formam-se quando os dentes são pressionados contra o tecido com uma pressão gradualmente crescente.

Em contraste, as marcas dos dentes superiores formam uma série de ramos onde os tecidos são sugados para dentro da boca e pressionados contra a parte de trás dos dentes com a língua.

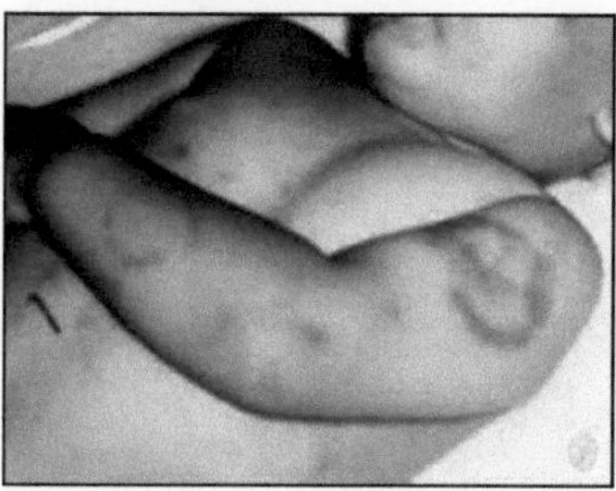

C. **Marcas de dentadas agressivas**

Estas marcas podem mostrar indícios de raspagem, laceração e avulsão de tecido.

Geralmente envolve as orelhas, o nariz ou o mamilo.

Estas marcas de dentadas podem ser difíceis de interpretar.

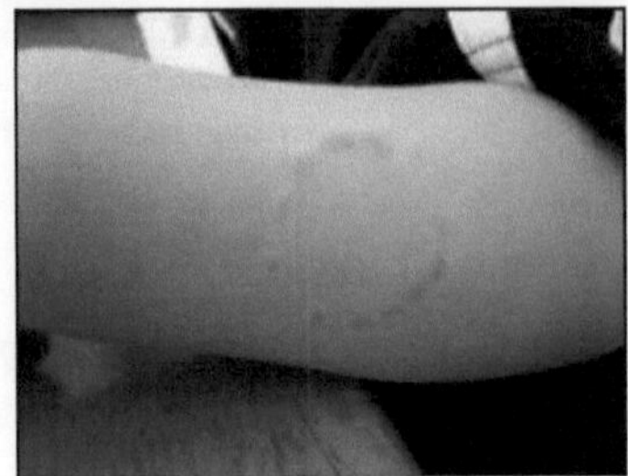

- **Mecanismo das marcas de mordedura**

São vários os mecanismos e factores envolvidos na produção de marcas de mordedura:

I. PRESSÃO DOS DENTES

Marcas causadas pela aplicação direta dos bordos incisais dos dentes anteriores ou das superfícies oclusais dos dentes posteriores.

As notas dependem do:

- Força aplicada
- A duração da força aplicada
- Grau de movimento entre o tecido e os dentes

Uma área pálida representa os bordos incisais e uma contusão representa as margens do bordo incisal. Forma da marca - útil na identificação do dente específico. O padrão da marca de dente como marca de mordida de "ataque" ou "defesa" é visto mais frequentemente na síndrome da criança maltratada.

II. PRESSÃO DA LÍNGUA

A pressão da língua é causada quando o material é levado para dentro da boca e pressionado pela língua contra os dentes ou as rugas palatinas. Deixa uma marca distintiva devido ao mecanismo de sucção, uma combinação de sucção e pressão da língua.

As marcas de mordedura de origem sádica apresentam uma equimose central ou uma "marca de sucção" que irradia um padrão de abrasão linear que rodeia a área central e se assemelha a uma explosão solar. São sobretudo encontradas em agressões de cariz sexual.

III. RASPAGEM DOS DENTES

Podem ser causadas por dentes que raspam a superfície da pele. Estas marcas são normalmente infligidas pelos dentes anteriores. Podem aparecer como arranhões ou abrasões. Os arranhões podem indicar uma particularidade dos bordos incisais e ajudar na identificação.

CARACTERÍSTICAS DAS MARCAS DE DENTADAS HUMANAS PARA IDENTIFICAÇÃO

- ➢ Inclui um padrão elíptico ou ovoide contendo marcas de dentes e arcadas.
- ➢ A forma mais simples de marca de mordida consiste em marcas dentárias produzidas por dentes antagónicos.
- ➢ Uma marca de arco pode indicar a presença de 4-5 marcas de dentes que reflectem a forma das suas superfícies incisais ou oclusais.
- ➢ As marcas de punção dos incisivos são estreitas e de forma retangular.
- ➢ Os caninos deixam lesões triangulares, que tendem a ser mais definidas nas mordeduras de adultos do que nas de crianças.
- ➢ Os pré-molares deixam marcas ovóides.
- ➢ As marcas de mordida deixadas pelos dentes maxilares tendem a ser mais difusas, enquanto as deixadas pelos dentes mandibulares são mais distintas.

ANÁLISE DE MARCAS DE DENTADAS

As diretrizes para a análise de marcas de dentadas são dadas pelo American Board of Forensic Odontology (ABFO) e a sua utilização cuidadosa ajuda a melhorar a qualidade da investigação e das conclusões.

A recolha de provas relativas às marcas de mordedura insere-se nas seguintes categorias:

- ➢ Descrição das marcas de mordedura
- • Dados demográficos

- Localização das marcas de dentadas
- Forma
- Cor
- Tipo de lesão

➢ Recolha de provas junto da vítima

I Em primeiro lugar, deve determinar-se se a marca de mordedura foi afetada por lavagem, contaminação, lividez, embalsamamento, decomposição ou mudança de posição. Em seguida, podem ser utilizados os seguintes métodos para uma avaliação pormenorizada:

- Fotografia
- Esfregaço salivar
- Impressões
- Amostra de tecido

10. PREVENÇÃO DO ABUSO DE CRIANÇAS - PAPEL DO PEDODONTISTA

- Observar e examinar todos os indícios suspeitos que possam ser detectados no escritório.
- Registar, de acordo com a lei, todas as provas que possam ser úteis para o caso, incluindo provas físicas e observações obtidas através de interrogatórios e entrevistas.
- Manter-se objetivo em relação a todas as partes.
- Para tratar eventuais lesões dentárias.
- Estabelecer e manter uma relação terapêutica profissional com a família.
- Segurar a criança cuja vida está em perigo e transferi-la para um hospital ou um médico para receber cuidados adequados.

10.1 NÍVEIS DE PREVENÇÃO DO ABUSO/NEGLIGÊNCIA DE CRIANÇAS

Um pedodontista pode contribuir para a prevenção deste ato criminoso, compreendendo várias questões relacionadas com o abuso de crianças e aplicando-as a diferentes níveis:

I. PRIMÁRIA LE VEL

- Nesta fase, deve ser dada maior atenção ao rastreio das crianças com maior risco de maus tratos.
- Dever-se-ia recorrer mais à visita de rotina do supervisor de saúde infantil para explorar questões psicológicas.
- Os pais que correm o risco de maltratar os seus filhos são frequentemente muito carenciados e é difícil ser carinhoso com os filhos. Por isso, devem ser examinados e aconselhados.
- A avaliação exaustiva da situação da criança e da família deve ser efectuada com o apoio de um assistente social e de um profissional de saúde mental.

II. NÍVEL SECUNDÁRIO

- A prevenção secundária diz respeito aos esforços dirigidos às pessoas que se sabe ou se pensa que correm um risco especialmente elevado de abuso/negligência de crianças.
- O pedodontista deve reconhecer as suas limitações e assumir a responsabilidade de aplicar uma abordagem interdisciplinar.
- O objetivo da intervenção deve ser o de melhorar as capacidades parentais e o funcionamento da família, permitindo-lhes assim cuidar mais adequadamente dos seus filhos e evitar possíveis maus-tratos

III. NÍVEL TERCIÁRIO

Este nível de prevenção refere-se à intervenção depois de a doença já ter sido identificada. Continua a ser considerado prevenção porque o objetivo é evitar a recorrência da doença ou potenciais sequelas negativas.

Este tratamento da criança maltratada depende da identificação exacta do abuso e da negligência. O pedodontista deve assegurar que a criança é encaminhada para uma agência de proteção da criança designada. O pedodontista não deve fazer a denúncia e desistir, pois muitas vezes tem informações valiosas que podem ajudar no tratamento, no acompanhamento da situação e na facilitação do trabalho da entidade de proteção da criança.

11. ASPECTOS JURÍDICOS

- O conhecimento básico dos aspectos jurídicos e das práticas relativas à proteção das crianças é fundamental.
- O dentista deve conhecer bem o atual sistema jurídico de proteção das crianças.
- Uma doutrina distinta, "pais patriae", é também importante para compreender as leis desenvolvidas para proteger as crianças.
- Os profissionais de medicina dentária devem conhecer a definição proposta de abuso/negligência de crianças e as leis conexas existentes ao abrigo do "projeto de lei modelo de proteção da criança", de 1977, para se protegerem e aplicarem corretamente em caso de abuso/negligência de crianças.

➢ ALGUNS PRINCÍPIOS QUE DEVEM SER LEMBRADOS NA PEDODONTIA FORENSE SÃO

- Deve ter sempre pleno conhecimento das normas legais de cuidados e das responsabilidades legais.
- Deve manter registos escritos de forma legível e precisa.
- Os registos devem ser feitos na presença dos pacientes.
- Os aditamentos ou correcções nunca devem ser feitos para alterar os registos. No entanto, se as correcções forem inevitáveis, podem ser feitas e devidamente assinadas.
- Deve manter um conhecimento atualizado.
- Evitar o diagnóstico e a recomendação de tratamentos por telefone.

- As ferramentas de diagnóstico, como as radiografias, devem ser sempre utilizadas no pré-operatório ou no pós-operatório.
- Deve consultar sempre peritos jurídicos/médico-legais para analisar as apólices de seguro ou qualquer questão financeira ou jurídica.

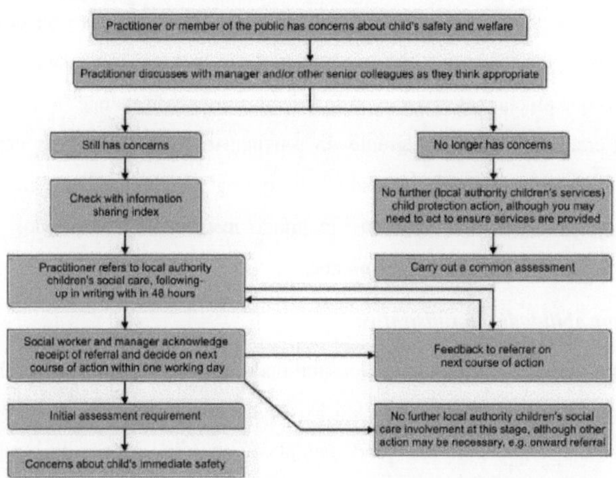

12. LEGISLAÇÃO E POLÍTICA DE PROTECÇÃO DA CRIANÇA: ÍNDIA

A. Quadro jurídico e político

A Constituição da Índia prevê que o Estado, como princípio diretor da política estatal, deve procurar garantir "que as crianças tenham oportunidades e facilidades para se desenvolverem de forma saudável e em condições de liberdade e dignidade e que a infância e a juventude sejam protegidas contra a exploração e o abandono moral e material". Os direitos à igualdade, à proteção da vida, à liberdade pessoal e contra a exploração estão consagrados nos artigos 14º a 17º, 21º, 23º e 24º da Constituição. O artigo 15º, que protege contra a discriminação por vários motivos, contém uma importante ressalva que "nada no presente artigo impede o Estado de adotar disposições especiais para as mulheres e as crianças.

Para além das leis nacionais acima referidas, o Governo da Índia ratificou a Convenção das Nações Unidas (ONU) sobre os Direitos da Criança em 12 de novembro de 1992. Em 26 de abril de 2013, o governo da Índia adoptou uma nova Política Nacional para as Crianças, 2013, que substituiu a política para as crianças de 1974. A nova política estabelece os princípios orientadores que devem ser respeitados pelos governos nacionais, estaduais e locais nas suas acções e iniciativas que afectam as crianças. A Política Nacional afirma que "a segurança de todas as crianças é parte integrante do seu bem-estar e as crianças devem ser protegidas de todas as formas de danos, abuso, negligência, violência, maus-tratos e exploração em todos os contextos, incluindo instituições de cuidados, escolas, hospitais, creches, famílias e comunidades.

B. Responsabilidade administrativa

O governo da Índia "atribuiu a responsabilidade focal pelos direitos e proteção da criança ao Ministério da Mulher e do Desenvolvimento da Criança (MWCD)" e conferiu-lhe a responsabilidade fundamental de supervisionar a implementação da Política Nacional. De acordo com os princípios da Política Nacional, o Ministério desenvolveu e divulgou um Plano Nacional de Ação para as Crianças (NPAC) em 24 de janeiro de 2017. Uma das principais áreas prioritárias do Plano é a "proteção" e o objetivo é "proteger todas as crianças de todas as formas de violência e abuso, danos, negligência, estigma, discriminação, privação, exploração, incluindo a exploração económica e a exploração sexual, abandono, separação, rapto, venda ou tráfico".

I. Legislação federal

***A.* Lei da Justiça Juvenil (Cuidados e Proteção das Crianças), 2015**

A Lei da Justiça Juvenil (Cuidados e Proteção das Crianças) de 2015, que recebeu o assentimento presidencial em 31 de dezembro de 2015, revogou e substituiu uma lei de 2000 com o mesmo nome. Em setembro de 2016, o Governo publicou as Regras Modelo de Justiça Juvenil (Cuidados e Proteção das Crianças) de 2016, que estabelecem alguns dos procedimentos de aplicação da Lei.

A aprovação da lei foi motivada pelo clamor público em torno da libertação de um menor envolvido numa violação colectiva após o cumprimento de uma pena de três anos num lar de menores. A lei trata de duas categorias de crianças: "as que estão em conflito com a lei (CICL) e as que necessitam de cuidados e proteção (CNCP). "([17]) A lei foi promulgada para consolidar e alterar a lei relativa às crianças alegadamente e consideradas em conflito com a lei e às crianças que necessitam de cuidados e proteção, satisfazendo as suas necessidades básicas através de cuidados adequados, proteção, desenvolvimento, tratamento, reintegração social, adoptando uma abordagem favorável à criança no julgamento e resolução de questões no interesse superior das crianças e para a sua reabilitação através de processos previstos e de instituições e organismos criados ao abrigo da mesma.

B. Lei das Comissões para a Proteção dos Direitos da Criança (CPCR), 2005

A Comissão Nacional para a Proteção dos Direitos da Criança (NCPCR) foi criada em março de 2007 ao abrigo da Lei das Comissões para a Proteção dos Direitos da Criança (CPCR) de 2005. A NCPCR, que está sob a alçada do Ministério da Mulher e do Desenvolvimento da Criança, tem o mandato de assegurar que todas as "leis, políticas, programas e mecanismos administrativos estão em consonância com a perspetiva dos direitos da criança, tal como consagrada na Constituição da Índia e também na Convenção das Nações Unidas sobre os Direitos da Criança. A criança é definida como uma pessoa com idade compreendida entre os 0 e os 18 anos". Além disso, "investiga, averigua e recomenda a tomada de medidas contra os autores de abusos e negligência contra crianças".

Mais especificamente, a Comissão Nacional tem as seguintes funções e poderes: Examinar e rever as salvaguardas legais previstas por ou ao abrigo de qualquer lei para a proteção dos direitos da criança e recomendar medidas para a sua implementação efectiva.

C. Lei sobre a proteção das crianças contra os crimes sexuais (POCSO), 2012

A Lei sobre a Proteção das Crianças contra os Crimes Sexuais (POCSO), de 2012, e as regras estabelecidas ao abrigo da lei estabelecem crimes específicos para proteger as crianças contra a agressão sexual, o assédio sexual e a pornografia, e prevêem a criação de tribunais especiais para o julgamento desses crimes. A lei procura salvaguardar os interesses da criança "em todas as fases do processo judicial, incorporando mecanismos favoráveis à criança para a denúncia, registo de provas, investigação e julgamento rápido dos crimes" através dos tribunais especiais. O NCPCR está "mandatado para controlar a aplicação da lei" pela Secção 44 do POCSO e pela Regra 6 do Regulamento POCSO.

A Secção 19 da Lei POCSO torna obrigatório que qualquer pessoa, incluindo a própria criança, comunique que um crime é suscetível de ser cometido ou foi cometido.

A secção 21 da lei torna punível a falta de denúncia, mas a criança vítima não pode ser punida por essa falta. De acordo com um artigo, ao abrigo desta lei, são criados vários procedimentos favoráveis às crianças em várias fases do processo judicial. Além disso, o Tribunal Especial deve concluir o julgamento no prazo de um ano, na medida do possível. A divulgação do nome da criança nos meios de comunicação social é uma infração punível com pena de prisão até um ano. A lei prevê a assistência e a reabilitação da criança, logo que a queixa seja apresentada à Unidade Especial de Polícia Juvenil (SJPU) ou à polícia local. São prestados cuidados e proteção imediatos e adequados (como a admissão da criança numa casa de abrigo ou no hospital mais próximo no prazo de vinte e quatro horas após a denúncia). O Comité de Proteção da Criança (CWC) também deve ser notificado no prazo de 24 horas após o registo da queixa.

III. Recolha de dados

O National Crime Records Bureau (NCRB) é a agência governamental a nível da União com o mandato para recolher e analisar dados sobre crimes, mas "é a única fonte de dados disponível que monitoriza e acompanha regularmente os crimes contra crianças". Um manual do NCPCR sobre o fim da violência na Índia refere que estes dados são recolhidos pelo National Crime Records Bureau (NCRB) na sua publicação anual intitulada Crime in India. O NCRB informa sobre o número de crimes registados contra crianças na Índia, tal como definido em várias leis, como a IPC e a Lei de Proteção das Crianças contra Crimes Sexuais (POCSO), de

2012.

As outras fontes de dados disponíveis são os Inquéritos Nacionais de Saúde Familiar e os Inquéritos de Desenvolvimento Humano da Índia, ambos sobre violência física e sexual contra raparigas adolescentes. No entanto, estes inquéritos são periódicos e baseados em amostras e abrangem apenas uma forma de violência. A Childline India recolhe dados auto-declarados sobre todas as formas de violência sofrida pelas crianças através das suas linhas de apoio, mas é limitada pela capacidade e vontade das crianças de denunciar esses actos.

13. Recursos indianos :

➢ Prevenção do abuso de crianças

Childline Índia - 1098

http://www.childlineindia.org.in Childline India Foundation - Apoio à criança Proteção e direitos da criança na Índia. 1098 é a primeira linha de apoio 24 horas da Índia para crianças em dificuldades. Trabalhamos para a proteção dos direitos de todas as crianças em geral. Mas a nossa atenção especial vai para todas as crianças que precisam de cuidados e proteção, especialmente as mais vulneráveis, que incluem Crianças de rua e jovens que vivem sozinhos nas ruas.

➢ Save The Children

https://www.savethechildren.in Bal Raksha Bharat, vulgarmente conhecida como Save the Children India O nosso trabalho nas áreas da educação infantil, saúde e nutrição, proteção infantil e resposta humanitária e redução do risco de catástrofes beneficiou milhares de crianças na Índia. Só no ano passado, alcançámos 22,51 lakh crianças através dos nossos programas.

➢ Arpan (Mumbai)

A missão da http://www.arpan.org.in Arpan é capacitar os indivíduos, as famílias, as comunidades e a sociedade com competências de prevenção e intervenção para reduzir a ocorrência de abuso sexual de crianças e curar as suas consequências psicológicas, sociais, sexuais e físicas.

- **Tulir Cphcsa**

http://www.tulir.org Tulir - Centro de Prevenção e Cura da Violência Sexual Infantil

Abuse (CPHCSA) é uma organização registada, não governamental e sem fins lucrativos, empenhada em trabalhar contra o abuso sexual de crianças na Índia.

- **Conselho Indiano para o Bem-Estar da Criança Tamilnadu**

http://www.iccwtnispcanarc.org O Centro Asiático de Recursos em Linha (ARC) foi criado para promover o bem-estar das crianças. O nosso objetivo consiste em reforçar as capacidades das partes interessadas que trabalham em prol das crianças através de conhecimentos e informações em linha, de modo a que os maus tratos e a negligência infantis possam não só ser prevenidos, mas também respondidos eficazmente através de uma abordagem científica e baseada em provas. O nosso serviço de apoio em linha destina-se a profissionais ou partes interessadas, a fim de desenvolver os conhecimentos especializados em toda a região asiática que trabalham no domínio da prevenção dos maus tratos contra crianças

- **Sistema Nacional de Localização de Crianças Desaparecidas e Vulneráveis**

O portal http://trackthemissingchild.gov.in/trackchild/index.php Track Child oferece um espaço virtual integrado para todas as partes interessadas e organismos do ICPS, que inclui a Unidade Central de Apoio ao Projeto (CPSU), as Unidades da Sociedade Estatal de Proteção da Criança e as Unidades Distritais de Proteção da Criança (DCPU), as Instituições de Cuidados Infantis (CCI), as Esquadras de Polícia, os Comités de Bem-Estar da Criança (CWC), os Conselhos de Justiça Juvenil (JJB), etc. nos 35 Estados/UT.

- **Centro de Saúde Surman**

http://www.surmansansthanglobal.org Surman Sansthan tem vindo a trabalhar no sentido de proporcionar abrigo e outras comodidades necessárias a crianças e mulheres indigentes e abandonadas da sociedade desde há 17 anos.[25]

- **Cry (Direitos da criança e tu)**

https://www.cry.org/vision-and-mission Permitir que as pessoas assumam a responsabilidade pela situação da criança indiana desfavorecida e motivá-las a procurar uma solução através de acções individuais e colectivas, permitindo assim que as crianças realizem todo o seu potencial Fazer com que as pessoas descubram o seu potencial de ação e de mudança.

14. INICIATIVA/ABORDAGEM EM MATÉRIA DE ABUSO DE CRIANÇAS:-

A) Abordagem individual ao abuso de crianças:- Falar com uma criança sobre abuso sexual.

Enquanto pais, têm de tomar a iniciativa de ensinar ao vosso filho a diferença entre toque seguro e toque não seguro, tendo o cuidado de não o alarmar indevidamente. Comece por explicar como certas partes do corpo - a boca, o peito, a zona genital e as nádegas - são privadas e não devem ser tocadas por ninguém para além dos pais e dos principais cuidadores, para efeitos de limpeza. Não utilize nomes inventados para as partes íntimas. Ensine ao seu filho os termos reais - pénis, testículos, vagina, seios, etc. - para que ela compreenda que pode falar abertamente sobre estas áreas. Ensine ao seu filho a rotina "Não, vai, diz". Ele deve gritar "Não" se alguém tocar nas suas partes íntimas ou mesmo se se sentir desconfortável, ir/ fugir do local e contar o incidente a uma pessoa de confiança. Ajude o seu filho a escolher três pessoas mais velhas para pedir ajuda em qualquer altura.

Os abusadores sexuais manipulam as crianças dizendo-lhes para guardarem segredos. Lembre frequentemente à sua filha que nenhum adulto, incluindo você, lhe deve pedir para guardar segredos. Estabeleça uma relação de fé e confiança com o seu filho. Faça-o saber que, se ele vier pedir-lhe ajuda, o levará a sério e não se zangará com ele. O que fazer quando o seu filho se queixa de abuso sexual A sua reação imediata quando uma criança se queixa de abuso sexual é fundamental para a sua recuperação e subsequente bem-estar.

B) Iniciativa dos meios de comunicação social sobre o abuso de crianças

Teleton #Justice4EveryChild: Uma iniciativa para crianças vítimas de abuso sexual

A campanha #Justice4EveryChild tem por objetivo angariar fundos para apoiar as crianças vítimas de abuso sexual e violação que estão a lutar pelos seus casos em tribunal A New Delhi Television Limited (NDTV), em colaboração com a Kailash Satyarthi Children's Foundation, uma organização sem fins lucrativos fundada pelo Prémio Nobel da Paz Kailash Satyarthi, deu início a uma campanha com a duração de um ano. A Índia não tem uma lei sobre/para o abuso de crianças em si.

15. AGÊNCIAS DE PROTECÇÃO DA CRIANÇA

Na Índia, a polícia é a autoridade competente. A Comissão Nacional dos Direitos Humanos (CNDH) também desempenha um papel semelhante.

16. ORGANIZAÇÕES GOVERNAMENTAIS (GO'S) E ORGANIZAÇÕES NÃO GOVERNAMENTAIS (NGO'S) QUE TRABALHAM CONTRA O ABUSO DE CRIANÇAS

- Fundo Internacional das Nações Unidas para a Educação das Crianças (UNICEF)
- The Child line Organization, Nova Deli
- Ummid Sanstha
- Instituto de apoio, cura e consciencialização (IFSHA)
- Asha Sevabhavi Sanstha, Mumbai
- Shakti, Calcutá
- Comissão Nacional dos Direitos Humanos, Governo da Índia, Nova Deli
- Organização para crianças em risco na Índia, Mumbai
- Sparsh seva Sanstha, Mumbai

17. SITUAÇÃO NA ÍNDIA

O abuso de crianças continua a ser comum na Índia, especialmente em zonas tribais e remotas. Cerca de 50% dos casos não são comunicados. Dos 3,8% de casos notificados, a maioria das raparigas é vítima preferencial de abuso sexual e os rapazes de abuso físico.

18. TENTATIVAS DE PREVENÇÃO DO ABUSO DE CRIANÇAS NA ÍNDIA

O governo tem envidado esforços para proibir o trabalho infantil através da promulgação de leis laborais na Índia, incluindo a lei de 1986 sobre o trabalho infantil (proibição e regulamentação), que estabelece que as crianças com menos de 14 anos de idade não podem ser empregadas em actividades perigosas.

Esta lei também tentou regulamentar as condições de trabalho nos empregos que permitia e deu maior ênfase às normas de saúde e segurança. Na Índia, o trabalho infantil é o tipo de abuso mais comum, pelo que o Ministério do Trabalho emitiu uma notificação em 05.02.96, em Nova Deli, sobre a "Lei do trabalho infantil" na Índia.

19. CONCLUSÃO

O diagnóstico e a prevenção efectivos e integrados desta doença social prevalecente são muito importantes. Para prevenir o abuso de crianças, é necessário que todos os profissionais de saúde (especialmente os envolvidos nos cuidados de saúde primários das crianças) estejam conscientes da sua natureza diversa, das circunstâncias em que pode ocorrer, das suas manifestações clínicas e do seu tratamento. É importante que o cirurgião-dentista saiba reconhecer o abuso de crianças, uma vez que os seus efeitos numa criança são prejudiciais e podem marcar a criança para toda a vida. O abuso de crianças é um problema de saúde pública e, como em todas as questões de saúde pública, a prevenção e a educação são a chave para a sua redução.

RESPONSABILIDADES DOS MÉDICOS

A responsabilidade do pedodontista/dentista/médico que comete um erro pode ser principalmente de dois tipos, dependendo do dano causado por ele à pessoa lesada.

Como é que os médicos são responsáveis por negligência?

Os médicos são responsáveis em quatro domínios.

1. Responsabilidade civil
2. Responsabilidade contratual
3. Responsabilidade penal
4. Responsabilidade legal

1. Responsabilidade civil (responsabilidade civil):

A pessoa que possui conhecimentos e competências especiais num determinado domínio e utiliza esses conhecimentos para tratar uma outra pessoa, tem um dever de assistência para com esta última. Se cometer um erro durante este período, é responsável pelo pagamento de uma indemnização. Nalgumas situações, os médicos mais antigos ou as autoridades hospitalares podem também ser considerados responsáveis pelos erros cometidos pelos médicos em formação. Os erros civis são violações de direitos que pertencem ao indivíduo e são designados por "danos civis". Neste contexto, as responsabilidades podem também ser classificadas como

a) Responsabilidade ao abrigo da lei de proteção do consumidor:

Em 1995, a decisão do Supremo Tribunal no processo Indian Medical Association vs VP Shantha incluiu a profissão médica no âmbito de um "serviço", tal como mencionado na lei de proteção dos consumidores de 1986.

De acordo com este princípio, a relação entre o médico e o doente é considerada uma relação contratual. Se o doente sofrer qualquer lesão durante o tratamento, pode recorrer aos tribunais de consumo para obter uma reparação mais rápida. O Tribunal decidiu que os serviços prestados pelos médicos são de natureza pessoal e, por conseguinte, não podem ser considerados contratos de serviços pessoais, que estão excluídos da lei de proteção dos consumidores. Pelo contrário, o "contrato de prestação de serviços" é um contrato em que uma parte aceita prestar serviços profissionais ou técnicos a outra, sendo o prestador de serviços não diretamente controlado pelo destinatário. Neste caso, o prestador de serviços utiliza os seus conhecimentos e competências profissionais/técnicas de acordo com o seu próprio critério. Não existe aqui uma relação de patrão e empregado como no caso do contrato de prestação de serviços, em que o prestador de serviços é obrigado a seguir as ordens relativas ao trabalho, ao seu modo e à sua forma de execução.[35]

O contrato de prestação de serviços é o único ao abrigo do qual um doente pode processar um médico em tribunais de proteção dos consumidores sem procedimentos. No entanto, os serviços prestados gratuitamente ou mediante o pagamento de taxas de registo nominais não são abrangidos pelo âmbito de aplicação da lei de defesa do consumidor. Isto não se aplica aos honorários dos doentes que foram dispensados devido à sua incapacidade de pagamento, que são considerados consumidores e podem processar os médicos ao abrigo da lei de proteção dos consumidores.

b) Responsabilidade extracontratual:

Para além do âmbito da lei de defesa do consumidor, o direito de responsabilidade civil, que faz parte do direito civil, pode ser utilizado para proteger os interesses dos doentes. Os serviços prestados gratuitamente pelo médico ou pelo hospital não são excluídos neste contexto. Nos casos em que o tratamento prestado pelo médico ou pelo hospital não pode ser considerado um "serviço" nos termos da lei de defesa do consumidor, esses doentes podem recorrer ao tribunal civil por negligência ao abrigo do direito dos delitos e pedir uma indemnização. No entanto, nestes casos, o ónus da prova de que os danos causados se devem à negligência do médico recai sempre sobre o doente. A transfusão de sangue do grupo sanguíneo errado, a transfusão de sangue de grupos sanguíneos incorrectos, a remoção de um dente sem o seu consentimento ou a remoção de um dente errado, a operação de um doente sem anestesia, a administração de medicamentos errados que provoquem ferimentos, etc., constituem negligência.

A responsabilidade por actos ilícitos pode ser de dois tipos:

- Responsabilidade primária
- Responsabilidade civil

Responsabilidade primária por actos de negligência: Quando um médico ou dentista é diretamente responsável por um ato de negligência na sua clínica ou hospital, chama-se "responsabilidade" primária. A maioria dos casos de negligência dentária enquadra-se nesta categoria.

Responsabilidade Vicariante Tortuosa: Os dentistas empregados por um hospital: instituições não são muitas vezes os principais responsáveis por negligência. Pode dizer-se que têm responsabilidade indireta através do hospital. O hospital é responsável pela negligência de um empregado.

2. Responsabilidade penal

Os médicos podem também ser objeto de uma ação penal. Qualquer pessoa que cometa um ato ilícito é responsável nos termos do direito penal. Este ato pode ser intencional ou deliberado. Isto pode não ser aplicável a médicos ou hospitais, uma vez que nenhum médico prejudica intencionalmente o doente. Ou o ato negligente, quando o médico não toma os devidos cuidados e precauções e é simplesmente indiferente às consequências do seu ato. Qualquer tratamento efectuado para além dos conhecimentos e competências do médico constitui igualmente uma negligência. O médico de clínica geral que não tenha formação em procedimentos especializados, se efetuar um procedimento deste tipo e cometer um erro, é passível de ação penal. Em terceiro lugar, os erros de responsabilidade objetiva, criados por algumas leis especiais, como a lei sobre a transplantação de órgãos humanos (THOA, 1994). A violação dos direitos e deveres públicos afecta a comunidade no seu conjunto e, por conseguinte, é considerada uma responsabilidade penal mais grave do que a das leis civis.

Se o doente morrer após ou durante o tratamento, pode ser instaurado um processo penal ao abrigo da secção 304A do Código Penal indiano pela morte devida a ato imprudente ou negligência. O processo penal em curso não pode ser um obstáculo a processos civis paralelos para a recuperação de perdas monetárias. Em muitos casos, o direito penal e o direito civil podem decorrer em paralelo. O objetivo da responsabilidade penal é punir o infrator que cometeu a negligência, mas no direito civil o objetivo não é punir, mas obter uma indemnização da outra pessoa.

De acordo com uma decisão recente do Supremo Tribunal, o nível de negligência que deve ser provado contra um médico em casos de negligência criminal (especialmente nos termos da secção 304A do IPC) deve ser tão elevado que possa ser descrito como "negligência grave" ou imprudência" e não apenas como falta de cuidados necessários.

Não haverá responsabilidade penal se o doente morrer devido a um erro de julgamento ou a um acidente. Qualquer negligência civil não é uma negligência criminal e, para que a negligência civil se torne criminal, deve ser de tal natureza que possa ser considerada uma negligência grave.

Muito raramente um médico pode ser processado por homicídio ou tentativa de homicídio, uma vez que os médicos nunca têm a intenção de matar os seus pacientes e, por conseguinte, não possuem o nível necessário de intenção culposa. Quando os médicos administram um tratamento que envolve o risco de morte, fazem-no de boa fé e para benefício do doente. Um médico também pode ser punido por pôr em perigo a vida (secção 336), causar danos (secção 337) ou danos graves (secção 338) ao abrigo do IPC.

No entanto, os artigos 87º, 88º, 89º e 92º do IPC conferem imunidade de ação penal aos médicos que agem de boa fé e em benefício do doente. Mas a defesa tem de provar que o médico agiu de boa fé e em benefício do doente. Por exemplo, não se pode dizer que um pedodontista, que consciente ou conscientemente não utilizou equipamento esterilizado para uma operação, tenha agido de boa fé.

A própria natureza da profissão médica torna-a vulnerável a acções cíveis e criminais. Muitas acções são intentadas para assediar os médicos ou para evitar o pagamento de facturas. Na era pós VP Shanta, é difícil para os médicos fugir à responsabilidade.

É também mais fácil para as pessoas obrigarem os médicos negligentes a recorrer aos fóruns de defesa do consumidor. É importante punir os médicos culpados. É igualmente importante proteger os médicos que actuam de boa fé contra o assédio.

Os tribunais têm de encontrar um equilíbrio perfeito. O Supremo Tribunal observou uma vez que a função do médico é proteger a vida e que os tribunais devem ajudar nesta causa, na medida do possível. É também dever dos tribunais zelar por que os médicos não sejam assediados no exercício das suas funções.

3. Responsabilidade contratual:

Numa relação médico-doente, é estabelecido um contrato implícito quando um médico aceita um doente para tratamento. A violação de qualquer aspeto deste contrato implícito, em que o médico tem o dever de

1. Tratar com cuidado
2. Continuar o tratamento e não o interromper até que o doente esteja curado ou que o doente interrompa o tratamento.

Pode ser considerada uma responsabilidade contratual. No entanto, na maior parte dos casos, se não existir um contrato escrito, a responsabilidade do médico será essencialmente do foro da responsabilidade civil. Se existir um contrato escrito, então qualquer infração por parte do médico será uma responsabilidade contratual e a solução será a execução específica, tal como especificado no contrato. Os contratos escritos com promessa de cura, sem a qual é garantido um reembolso, são contrários à ética da prática médica ou dentária

4. Responsabilidade legal:

Um médico ou um lar de idosos é responsável em caso de infração aos estatutos. Nesse caso, são responsáveis perante o órgão estatutário. A responsabilidade depende do tipo de infração e das disposições do estatuto a que se refere.

CÓDIGO DO PAINEL INDIANO

Uma vez identificada a responsabilidade, esta é condenada no âmbito da respectiva ação. No caso de acções penais, são várias as secções do IPC que podem ser aplicadas contra o pedodontista/dentista/profissional médico:

- **Secção 302 - Punição por homicídio.** Quem cometer um homicídio é punido com a pena de morte ou (prisão perpétua) e é igualmente passível de multa - homicídio culposo.

- **Secção 304 e 304A - Causar a morte por negligência - Homicídio negligente.** Quem causar a morte de uma pessoa através de um ato imprudente ou negligente que não constitua homicídio culposo será punido com prisão por um período que pode ir até 2 anos ou com multa ou com ambas as penas.
- **Secção 304 - Ato intencional de negligência.** De acordo com a mesma, a infração seria inafiançável, o que poderia causar muitas dificuldades, má reputação e agonia mental aos **médicos.**
- **Secção 304A** - Por conseguinte, a polícia deve registar o caso de morte devido a negligência médica ao abrigo da secção 304A do IPC, que é uma infração afiançável, cognoscível e não-compulsória. Segundo esta secção, o ato nunca é cometido com a intenção de causar a morte.
- (Quando um doente morre no hospital e os familiares não compreendem a razão, podem apresentar uma queixa-crime contra o médico ao abrigo da S.304A.) Não há intenção nem conhecimento de que o ato praticado causaria, com toda a probabilidade, a morte - o ato imprudente ou negligente deve ser a causa direta ou próxima da morte - a negligência criminal é a negligência grave e culposa ou a falta de cuidados razoáveis - a negligência contributiva não constitui defesa - esta infração é passível de fiança).
- **De Souza e Estado. (1920) 42 All 272** - Um comerciante deu uma mistura de estricnina em vez de quinino a 8 pessoas - 7 morreram - considerado responsável nos termos da secção 304A.
- **Secção 34 - Actos praticados por várias pessoas em cumprimento de uma intenção comum** Sempre que um ato criminoso for praticado por várias pessoas em cumprimento da intenção comum de todas, cada uma dessas pessoas é responsável por esse ato da mesma forma que se fosse praticado apenas por si.
- **Secção 90 - Relativa ao consentimento.** Um adulto que não se encontre em estado de perturbação mental deve dar voluntariamente um consentimento

válido. O consentimento é inválido se for dado com receio de equívocos, por um demente ou por uma criança. O consentimento deve ser dado após uma compreensão razoável e sem qualquer deturpação ou ocultação dos factos. Assim, o consentimento deve ser um consentimento informado, de preferência por escrito e na presença de testemunhas. Todos os elementos de um consentimento válido são aplicáveis mesmo ao consentimento em direito penal. De acordo com o direito penal, é uma infração causar danos a qualquer pessoa, mesmo com o seu consentimento. Nenhuma pessoa tem o direito de dar o seu consentimento para sofrer a morte ou ferimentos graves. Este ponto deve ser tido em conta, especialmente nos casos de transplante de órgãos. O dador pode ter dado o seu consentimento devido a pressões familiares, sociais ou financeiras. Nos casos de dadores mortos, se não houver vontade expressa, o corpo é propriedade dos herdeiros e é necessário o seu consentimento.

- **Secção 91 - Intimação para apresentação de documentos ou outros elementos.**

- **Secção 336 - Ato que ponha em perigo a vida ou a segurança pessoal de outrem** Quem praticar um ato tão imprudente ou negligente que ponha em perigo a vida humana ou a segurança pessoal de outrem, será punido com prisão por um período que pode ir até 3 meses ou com multa, que pode ir até duzentas e cinquenta rupias, ou com ambas?

- **Secção 337 - Causar danos por ato que ponha em perigo a vida ou a segurança pessoal de outrem** Quem causar danos a qualquer pessoa, praticando um ato tão imprudente ou negligente que ponha em perigo a vida humana ou a segurança pessoal de outrem, será punido com prisão por um período que pode ir até 6 meses, ou com multa que pode ir até 500 rupias, ou com ambas as penas? Trata-se de uma infração cognoscível, passível de fiança e de composição.

- **Secção 338** - Causar danos graves por ato que ponha em perigo a vida ou a segurança pessoal de outrem Quem causar danos graves a uma pessoa, praticando um ato tão imprudente ou negligente que ponha em perigo a vida humana ou a segurança pessoal de outrem, é punido com prisão por um período que pode ir até 2 anos, ou com multa que pode ir até mil rupias, ou com ambas as penas.

- **Secção 174** - Não comparência em cumprimento de uma ordem de um funcionário público
- **Secção 175 - Omissão de apresentação de um documento a** um funcionário **público** por uma pessoa legalmente obrigada a apresentá-lo.
- **Secção 176 - Não informar a polícia sempre que necessário.** A informação à polícia deve ser feita, de preferência, por escrito e deve ser obtida a confirmação por escrito. Se a informação for telefónica, deve anotar-se o nome, o número da fivela e a designação da polícia. Quando deve informar a polícia A não informação da polícia nos casos a seguir indicados pode ter consequências penais:

- Casos de suspeita de homicídio.
- Casos de morte por suicídio.
- Desconhecido, paciente inconsciente.
- Morte na mesa de operações.
- Suspeita de morte não natural.
- Morte súbita, inesperada, violenta e inexplicável.
- Morte instantânea após tratamento ou reação de um medicamento.
- Mulher casada que morre no prazo de 7 anos após o casamento por qualquer motivo.

É aconselhável informar a polícia nas seguintes circunstâncias:

- Morte não diagnosticada nas 24 horas seguintes à admissão ou, especialmente, se houver qualquer suspeita
- Casos de envenenamento ou mortes acidentais.
- Em caso de morte hospitalar, se: por exemplo, queda de uma escada.
- Acidentes não relacionados com a gestão médica.

- Complicações inesperadas ou raras, por exemplo, a criança pode vomitar, aspirar o conteúdo e morrer. É melhor informar a polícia porque, por vezes, os familiares do doente podem alegar negligência nestes casos.
- Em caso de morte devido a negligência no tratamento.
- Trouxe casos mortos.

- **Secção 177** - Fornecimento de informações falsas.
- **Secção 181** - Declarações falsas sob juramento
- **Secção 191** - Prestação de falsos testemunhos.
- **Secção 197** - Emissão ou assinatura de certificados falsos
- **Secção 202** - Omissão intencional de informação de uma infração por uma pessoa obrigada a informar.
- **Secção 203** - Fornecer informações falsas sobre uma infração cometida.
- **Secções 269-271** - Relacionadas com a propagação de doenças infecciosas e a desobediência às regras de quarentena.
- **Secções 272-273** - Relacionadas com a adulteração de alimentos e bebidas.
- **Secções 274-276** - Relacionadas com a adulteração de medicamentos.
- **Artigo 299º-300º** - Certos tipos de homicídios são puníveis como homicídio culposo.
- **Secções 312-314** - Relacionadas com aborto espontâneo, aborto e ocultação de factos (atualmente interrupção médica da gravidez).
- **Secção 315-316** - Trata do ato de impedir a criança de nascer com vida ou de a fazer morrer após o nascimento - homicídio culposo.
- **Secção 319-322** - Área relacionada com causar ferimentos, ferimentos graves como perda de visão, perda de membros, perda de audição ou desfiguração, etc. (Lei de Transplantação de Órgãos de Castrado).
- **Secção 340-342 - Área relacionada com o confinamento indevido (não concessão de alta)** - De acordo com esta secção, um doente não pode ser

detido por falta de pagamento de despesas hospitalares. Isto pode constituir uma infração de internamento ilícito ao abrigo da secção IPC.

- **Secção 340-342** - O médico pode pedir ao doente um adiantamento dos honorários antes de iniciar o tratamento. Do mesmo modo, se um agente da polícia mantiver um médico detido, em casos de infracções passíveis de fiança, é responsável pela infração de confinamento ilícito ao abrigo da secção 340-342 do IPC.

Assim, um médico não pode ser responsabilizado criminalmente pela morte de um doente, a não ser que se demonstre que foi negligente ou incompetente, com tal desrespeito pela vida e segurança do seu doente que isso constituiu um crime contra o Estado.

- **Secção 499 - Difamação por palavras.** Quem, por palavras, ditas ou destinadas a serem lidas, ou por sinais ou representações visíveis, fizer ou publicar qualquer imputação relativa a qualquer pessoa com a intenção de prejudicar ou sabendo ou tendo razões para crer que essa imputação irá prejudicar a reputação dessa pessoa, é considerado difamador dessa pessoa.
- **São várias as secções do IPC que podem ser aplicadas pelos pedodontistas/dentistas/profissionais médicos na sua defesa, quando acusados de responsabilidade criminal:**

Normalmente, as pessoas não gostariam de ir à polícia. Além disso, o médico está a dar tratamento em benefício do doente, de boa fé e com o seu consentimento. Por conseguinte, as várias secções do Código Penal Indiano (IPC) não seriam aplicáveis a um médico, a menos que a negligência seja grosseiramente precipitada. Se se provar a negligência de um médico, este deve ser punido e, agora, devido à alteração do Código de Processo Penal (CCP) de 1973, o doente também pode obter uma indemnização.

Não há dúvida de que os médicos na Índia estão protegidos por várias secções do IPC, desde que a operação seja efectuada com cuidado e competência razoáveis, de boa fé, em benefício do paciente e com o seu consentimento.

O IPC afirma igualmente que, quando um ato é em si mesmo inocente, punir a pessoa que o pratica devido a consequências negativas, que nenhuma sabedoria humana poderia ter previsto, seria no mais alto grau bárbaro e absurdo.

Nenhum homem pode conduzir-se de modo a ter a certeza absoluta de que não será tão infeliz a ponto de causar a morte de um semelhante.[37] O máximo que pode fazer é abster-se de tudo o que é suscetível de causar a morte.

É igualmente de referir que o depoimento registado pela polícia não constitui prova perante o Fórum dos Consumidores. Para confirmar a validade da queixa, é necessária a autorização de um painel de peritos selecionado.

- **Punjab Bank v K. Modi. II (1998) CPJ 182** - Considerou-se que as declarações registadas pela polícia ao abrigo do Sec.161 do Cr. P.C. não podiam ser utilizadas no Fórum dos Consumidores.
- **Secção 52 - Descreve a boa fé.**
- **Secção 78** - Ato praticado em execução (de acordo) com a decisão ou despacho do Tribunal.
- **Secção 80 - Acidente na prática de um ato lícito.** Não constitui infração qualquer ato praticado por acidente ou infortúnio, sem intenção criminosa ou conhecimento, na prática de um ato lícito, de forma lícita, por meios lícitos e com o devido cuidado e precaução.
- **Secção 81** - Ato suscetível de causar danos, mas praticado sem intenção criminosa, e para evitar outros danos.
- **Secção 87** - Ato não intencional e não conhecido como suscetível de causar a morte ou ferimentos graves, praticado com consentimento.
- **Secção 88 - Ato não destinado a causar a morte, praticado com o consentimento de boa fé em benefício de uma pessoa:** Nada que não se destine a causar a morte é considerado crime devido a qualquer dano que possa causar, ou que o seu autor pretenda causar, a qualquer pessoa em benefício da qual o ato tenha sido praticado de boa fé e que tenha dado o seu consentimento, expresso ou implícito, para sofrer esse dano ou para correr o risco desse dano.

- **Artigo 89.o** - Ato praticado de boa fé em benefício de uma criança ou de um demente com o consentimento do tutor.
- **Secção 92** - Ato praticado de boa fé em benefício de uma pessoa sem o seu consentimento.
- **Secção 93** - Comunicação feita de boa fé.
- **Secção 306-309** - Relacionadas com a instigação ao suicídio
- **Secção 340-342** - Área relacionada com o confinamento ilícito (não dado quitação)
- **Secção 499** - Relativa à difamação. Tal como referido anteriormente.

Nota: Uma vez obtido o consentimento informado nos termos da secção 90, se um cirurgião operar com o consentimento do doente de boa fé, não pode ser responsabilizado mesmo que ocorra uma morte. Se uma pessoa não estiver qualificada para efetuar a operação em questão, não pode invocar o benefício desta secção.

- O Tribunal observou, em muitos casos, que pessoas sem conhecimentos médicos adequados, para obterem o benefício de uma indemnização, invocam a imprudência ou a negligência contra os médicos.
- Isto resulta em sérios embaraços e assédio para os médicos, que têm de sofrer uma perda de reputação frequentemente irreversível. A tendência para iniciar tais processos tem, por conseguinte, de ser travada[36].
- Os médicos acusados de imprudência ou de negligência não podem ser detidos pelo simples facto de terem sido acusados de tal facto. A detenção só pode ser efectuada se for necessária para a prossecução da investigação, para a recolha de provas ou se houver receio de fuga. O Supremo Tribunal nunca declarou, até à data, que os médicos não podem ser processados por negligência médica. Apenas sublinhou a necessidade de cuidado e prudência na ação penal contra os médicos, no interesse da sociedade.
- É-lhes igualmente concedida uma certa imunidade, tendo em conta os nobres serviços que prestam e os relatos de que os queixosos recorrem

frequentemente a processos penais para assediar os profissionais de saúde e obter indemnizações injustas

CONCLUSÃO

Os médicos devem merecer grande respeito na sociedade indiana, não só devido à atitude das pessoas para com os médicos, mas também devido aos numerosos exemplos de médicos na Índia que serviram a humanidade com altruísmo e total dedicação. Simultaneamente, registaram-se vários casos em que o público maltratou fisicamente os médicos na sequência de incidentes desagradáveis ocorridos com os doentes, apesar dos esforços envidados pelos médicos. Não é falso dizer que o modelo empresarial dos hospitais e clínicas alterou a forma como os médicos tratam os doentes em termos de avanços, beneficiando enormemente o público em geral, mas sobrecarregou o público em termos de custos e, em certos casos, conduziu a práticas pouco éticas. Estas mudanças influenciaram definitivamente a atitude do público em relação aos médicos. Atualmente, todos os médicos, em especial os dentistas, devido à perceção geral e ao elevado custo do tratamento dentário, têm de ser extremamente cuidadosos na prevenção de lesões graves do paciente e estar bem cientes da negligência profissional e das suas consequências.

PROCEDIMENTO LEGAL E REQUISITOS DE PROVA

É importante que o pedodontista conheça o procedimento legal envolvido na negligência médica. O procedimento legal é ligeiramente diferente para a negligência civil, a negligência criminal e a negligência ao abrigo da lei de proteção do consumidor.

Para compreender os procedimentos legais é necessário conhecer algumas das leis processuais. São elas:

1. Código de Processo Civil
2. Código de Processo Penal
3. Lei indiana sobre a prova
4. A lei da prescrição
5. Lei das custas judiciais
6. Procedimento no âmbito da CPA.

1. Lei da prova

Trata-se de um direito processual muito importante. Existem três conceitos no direito probatório.

1. Factos
2. Factos em causa
3. Factos relevantes.

Os factos são as provas materiais. Os "factos controvertidos" são aqueles que têm de ser provados explicitamente. Os factos em questão são provados através da apresentação de provas dos factos relevantes. As secções 6 a 55 tratam dos factos relevantes.

Existem ainda outras regras em matéria de direito probatório. Por exemplo, o cartão de tratamento é uma prova material. Os registos feitos no cartão são factos em causa. Os elementos que provam que os registos foram feitos por um determinado dentista na data referida são factos relevantes.

- **Quem precisa de apresentar provas?**

Diz-se que a pessoa que tem de apresentar legalmente provas para provar ou refutar um facto tem o "ónus da prova". Quando alguém tem o ónus da prova, tem:

1. O ónus da prova
2. O ónus da apresentação de provas.

A regra geral (com algumas excepções) é que o ónus da prova de um determinado facto recai sobre a parte que o alega e não sobre a parte que o nega. Por outras palavras, o ónus da prova cabe ao queixoso e não ao arguido.

A negligência pode ser provada por

1. Provas diretas
2. Provas circunstanciais
3. Res ipsa loquitor (A questão fala por si)

Um outro aspeto do direito probatório é o **critério da prova.**

O ónus da prova nos processos civis pode basear-se. O nível de prova nos processos civis pode basear-se na probabilidade e em provas circunstanciais. No entanto, num processo penal, o nível de prova é mais rigoroso e deve estar para além de qualquer dúvida razoável, uma vez que a sanção (castigo) em direito penal é mais severa e de natureza penal.[42]

2. A Lei da Limitação (1963)

É o estatuto que trata do prazo para a instauração de várias acções, recursos, pedidos de fiança e outras acções judiciais.

- **Causa de pedir**

Refere-se ao incidente que exigiu a instauração de um processo judicial. O prazo de prescrição começa a contar a partir do momento em que ocorre a causa da ação. O período de tempo varia consoante o processo e é indicado no calendário de prescrição.

- **Recursos/Pedido de autorização de recursos**

Para os recursos, o dia da sentença marca o início do prazo de prescrição após o tempo necessário para obter a cópia do decreto (ordem de sentença). Isto não inclui "writs", uma vez que a lei da prescrição não se aplica a estes.

Se uma ação ou recurso for apresentado após o período de prescrição legal, o tribunal pode rejeitar a petição com base na prescrição. No entanto, o tribunal pode aceitar uma petição mesmo que esteja prescrita, se estiver convencido de que o atraso foi inevitável. No entanto, em casos criminais, a lei não prevê um período de prescrição.

Os processos penais podem ser instaurados em qualquer altura após a infração ter sido cometida. No entanto, de acordo com as orientações dadas na Secção 468 do CrPC, os prazos de prescrição correm assim:

1. Seis meses para as infracções puníveis apenas com multa.
2. Um ano para as infracções puníveis com pena de prisão até um ano.
3. Três anos para as infracções puníveis com pena de prisão até 3 anos (não inferior a 1 ano).

Se o prazo de prescrição terminar num dia em que o tribunal está encerrado, então o dia útil seguinte é incluído como prazo de prescrição. Por conseguinte, pode dizer-se que uma ação deve ser intentada logo que ocorra a causa de pedir.

3. Lei das custas judiciais (varia de estado para estado)

Qualquer parte que pretenda recorrer a um tribunal com um litígio tem de pagar uma taxa de justiça, com algumas excepções, como o tribunal do consumidor. Cada Estado pode ter uma estrutura diferente de custas judiciais.

Numa ação pecuniária, a taxa é normalmente calculada com base no montante reclamado pelo queixoso. As custas judiciais são pagas sob a forma de selos, que podem ser adesivos ou impressos, ou ambos.

- Procedimento ao abrigo do Código de Processo Civil (1908)

A maior parte dos casos de negligência médica são abrangidos pelo Código de Processo Civil. O tribunal a que se recorre deve ter competência para apreciar o caso. A competência pode ser geográfica/territorial ou pecuniária (o dinheiro envolvido). As secções 15 a 20 do CPC regulam o foro de instauração das acções.

Se o requerente (queixoso) e o requerido residirem em tribunais de jurisdição diferente, cabe ao requerente decidir onde instaurar a ação.

Se um tribunal tiver uma competência pecuniária de apenas Rs. 1 lakh e se a ação for de Rs. 2 lakhs, então a ação terá de ser apresentada num tribunal superior.

Um fato tem 4 elementos essenciais.

a. Partes contrárias.

b. Objeto

c. Causa de pedir

d. Remédio ou alívio

O procedimento de uma ação judicial é o seguinte:

Instauração de um processo (Plaint)

Consiste na apresentação de uma queixa, designada por plaint. Esta apresentação pode ser efectuada pelo queixoso (autor da queixa) ou pelo seu advogado. A queixa deve ser apresentada ao funcionário do tribunal designado para o efeito.

A petição inicial deve incluir a versão do queixoso sobre a causa da ação (o incidente). O requerido responde à queixa, defendendo todos os factos materiais alegados pelo queixoso e acrescentando qualquer facto novo a seu favor. Todas as alegações da queixa devem ser defendidas ponto por ponto. Se tal não for feito, pode constituir uma aceitação de uma alegação. A resposta do requerido é designada *por declaração escrita.*[42]

A petição inicial e o articulado são designados por *articulados.* É importante que (de acordo com o artigo 6.º, n.º 2, do CPC) os articulados indiquem apenas os factos materiais e não o direito. A introdução de provas só ocorrerá numa fase posterior e não deve ser mencionada nos articulados.

- Requisitos de uma Plaint

A queixa deve conter os seguintes pontos:

1. O nome do tribunal em que a ação é intentada.

2. Os dados relativos ao local de residência habitual do requerente e do

requerido.

3. A causa de pedir e os factos materiais.
4. O facto de o tribunal ser competente - territorial e pecuniariamente.
5. Valor da ação para efeitos de custas judiciais.
6. A indemnização pedida pelo queixoso.
7. Se o queixoso for juridicamente incapaz - menor, etc., tal deve ser indicado.
8. Montante da indemnização solicitada.
9. Se a ação for atrasada, deve ser mencionada a razão e os motivos da isenção da lei da prescrição.

O procedimento de admissão de uma queixa encontra-se no artigo 7.º, n.º 9, do CPC.

A petição deve ser apresentada juntamente com uma lista dos documentos a apresentar como prova.

As custas judiciais relativas à citação do requerido devem ser pagas de acordo com o estipulado.

4. Emissão e notificação de convocatórias

Quando é intentada uma ação contra uma pessoa, o réu tem de ser informado do facto e de que tem de comparecer em tribunal para defender as acusações. Esta intimação é designada *por citação.*

Este documento é elaborado pelo tribunal e assinado pelo juiz. Indica a data e a hora. O requerido ou o seu advogado têm de comparecer perante o tribunal. A citação ou notificação pode ser feita diretamente ao réu ou réus ou a um membro adulto do agregado familiar que, por sua vez, deve acusar a receção. Se não for possível localizar o requerido, pode ser afixada num local bem visível ou publicada num jornal de renome.

- **Declaração escrita (do arguido)**

O requerido tem de refutar ponto por ponto as alegações do requerente. Todos os requisitos da petição inicial também se aplicam à declaração escrita. O requerido tem também de apresentar documentos comprovativos. A refutação deve ser pontual e não de carácter geral ou evasivo. A falta de refutação de qualquer alegação pode ser interpretada como uma aceitação da alegação.

- **Enquadramento das questões**

O tribunal, com base na petição inicial e na declaração escrita, define as questões. Depois de as questões terem sido formuladas, o julgamento terá início.

- **O julgamento**

O requerente e o requerido podem requerer ao tribunal a citação das testemunhas que considerem poder contribuir para a sua causa. De acordo com o artigo 16.º do CPC, as partes têm de

apresentar ao tribunal um rol de testemunhas, o mais tardar 15 dias após a apresentação dos quesitos. Não podem ser apresentadas testemunhas-surpresa à outra parte, como se pensa habitualmente, podendo ser efectuadas a inquirição e o contrainterrogatório das testemunhas.

- Os argumentos de ambas as partes são ouvidos

A decisão final é proferida pelo tribunal sob a forma de uma sentença, que produz efeitos mediante a execução de uma sentença e de despachos judiciais, de modo a permitir que o titular da sentença (a parte a favor de quem a sentença foi proferida) obtenha os seus benefícios.

Na execução da sentença, o montante devido pode ser reclamado:

1. Pelo titular da decisão (vencedor do processo).
2. O seu representante autorizado.
3. O cessionário da decisão, se esta tiver sido transferida para outra pessoa. (A pessoa a quem foi atribuída a indemnização pode ceder a "indemnização" a uma terceira pessoa para que esta a receba. É o "cessionário").

Se o devedor (a parte que tem de pagar) não pagar o montante indicado na sentença, o tribunal pode recorrer a outros meios, incluindo a penhora de bens e a sua venda em hasta pública.

O doente que alega negligência deve seguir o procedimento acima descrito para pedir uma indemnização ao abrigo do direito dos delitos (direito civil) e do direito dos contratos.

5. Procedimento previsto no Código de Processo Penal

Quando um caso de negligência é julgado no âmbito do direito penal, é regido pelo Código de Processo Penal. Para a comunidade médica, esta questão tornou-se um ponto sensível devido ao facto de os médicos terem de se submeter à ignomínia de serem detidos por um agente da polícia que pode não estar em condições de decidir se o alegado ato foi efetivamente negligência. Médicos e dentistas fizeram numerosas diligências através das suas associações com a negligência (ao abrigo do direito penal) com cautela, pois pode ser injusto permitir que uma decisão sobre negligência seja tomada por um agente da polícia, que pode não compreender as complexidades do problema médico.

No entanto, tal como a lei se encontra atualmente, os médicos ou dentistas são responsáveis nos termos do código de processo penal em vigor.

Quando uma infração (negligência criminal) é levada ao conhecimento de um agente da polícia da esquadra em cujo território a infração foi cometida, o agente de polícia competente (inspetor de polícia) responsável deve investigar o caso ele próprio ou encarregar outro de o fazer.

A polícia tem o direito de efetuar buscas, interrogar testemunhas, recolher provas materiais ou tomar outras medidas necessárias para efeitos de investigação. Todas as informações relativas à prática de uma infração cognoscível (em que pode ser efectuada uma detenção) são reduzidas a escrito e lidas ao informador, sendo por este assinadas. Trata-se do FIR (primeiro relatório de informação).

É entregue uma cópia ao informador. Se a infração for punível, o agente da polícia pode prender o médico/dentista acusado. Muitas cláusulas de negligência médica são abrangidas por infracções passíveis de reconhecimento, por exemplo, a secção 304A, etc. No entanto, a maior parte delas são passíveis de fiança. A fiança é um direito e o agente da polícia é obrigado a concedê-la, exceto se se tratar de um crime hediondo ou se houver a perceção de que o médico pode fugir. *É inútil pedir uma antecipação da fiança ou recorrer ao magistrado, uma vez que a detenção e a fiança são deveres do agente da polícia em caso de infração cognoscível. É preferível colaborar.*

Após a conclusão do inquérito, é enviado um relatório ao magistrado, pedindo-lhe que tome conhecimento da infração. O caso é então apresentado para julgamento. O magistrado pode então emitir uma intimação ou um mandado, consoante a natureza do caso.

O queixoso pode dirigir-se ao Superintendente da Polícia ou ao Magistrado se a esquadra de polícia se recusar a receber a sua queixa.

Nas infracções inafiançáveis, o arguido tem de requerer ao tribunal a concessão de fiança. O tribunal pode ou não concedê-la, tendo em conta os méritos do caso.

LEI DE PROTECÇÃO DO CONSUMIDOR E OS SEUS PROCEDIMENTOS

Em 9 de abril de 1985, a Assembleia Geral das Nações Unidas, através da Resolução n.º 39/248 relativa à proteção dos consumidores, adoptou as orientações destinadas a fornecer um quadro para os governos, em especial os dos países em desenvolvimento, utilizarem na elaboração e no reforço das políticas e da legislação em matéria de consumo. Em 1986, a Índia adoptou a Lei do Consumidor para reforçar os direitos do consumidor. A lei encontra alguns pontos em comum com o direito dos delitos, que é um legado inglês.

A lei sobre a proteção dos consumidores de 1986 entrou em vigor em 15 de abril de 1987 como um mecanismo quase judicial de três níveis. A lei foi alterada pela lei de 1993 relativa à proteção dos consumidores (lei de alteração), com efeitos a partir de 18 de junho de 1993. A Secção 2(d) da Lei de Proteção do Consumidor estabelece que um consumidor é aquele que:

a. Compra bens a título oneroso (pagamento) que foram pagos parcial ou totalmente.

b. Aquele que emprega o serviço de outro mediante uma retribuição, que foi paga parcial ou totalmente.

Inclui igualmente um utilizador ou beneficiário de bens ou serviços que não seja a pessoa que efetivamente compra os bens ou utiliza os serviços, sempre que essa utilização seja feita com a autorização e aprovação do comprador/adquirente.

A lei relativa à proteção dos consumidores foi essencialmente concebida para abranger a atividade empresarial e comercial e para proteger os interesses do comprador de bens e do utilizador de serviços que pagam pelos mesmos. O Supremo Tribunal definiu claramente, em várias ocasiões, os termos atividade comercial, comércio, profissão, etc. Os termos profissão e serviço revestem-se de especial interesse para a profissão médica.

A razão é que, num acórdão histórico, o "Serviço Profissional" foi incluído no âmbito da Lei da PC. O significado de profissão no dicionário é, entre outras coisas, vocação, chamamento, especialmente um que envolve algum ramo de aprendizagem ou ciência (divindade, direito e medicina).

A profissão distingue-se de uma ocupação, que consiste essencialmente na produção ou venda, ou em acordos para a produção ou venda de mercadorias . A profissão implica inteligência e capacidade pessoais e um profissional depende dos seus atributos.

Na lei CP, o serviço, de acordo com a secção 2(c), é definido como "Serviço significa o serviço de qualquer descrição que é disponibilizado a potenciais utilizadores e inclui o fornecimento de facilidades relacionadas com a banca, financiamento, seguros, transporte, processamento, fornecimento de energia eléctrica ou outra energia, alimentação ou alojamento ou banho, construção de casas, entretenimento, mas não inclui a prestação de qualquer serviço gratuito ou ao abrigo de um contrato de serviço pessoal".

Tendo em conta o significado de "serviço profissional" acima referido, havia alguma ambiguidade quanto ao facto de os serviços profissionais médicos poderem ser considerados serviços. A profissão de médico, devido à sua natureza única de serviço, tinha pedido para ser excluída da lei sobre a proteção dos consumidores e que os seus serviços não fossem considerados como uma deficiência de serviço. A secção 2(g), que define deficiência como "deficiência significa qualquer falha, imperfeição ou falta de qualidade, natureza e forma de desempenho que é necessário manter por ou ao abrigo de qualquer lei atualmente em vigor ou que tenha sido assumida por uma pessoa no âmbito de um contrato ou de outra forma em relação a quaisquer serviços".

No acórdão do Supremo Tribunal de Justiça IMA vs. V.P.Shanta e outros, o tribunal afirma claramente que os serviços profissionais prestados por profissionais como os médicos e os dentistas são claramente abrangidos pela definição da Secção 2(o) da Lei CP e, por conseguinte, os médicos e os dentistas não podem contestar a aplicabilidade da "deficiência de serviço" aos serviços que prestam.

Uma das razões para incluir a negligência médica no âmbito de aplicação da Lei do CP é o facto de a Lei do Conselho Médico Indiano de 1916 e a Lei dos Dentistas

Indianos de 1948 não conterem qualquer disposição:

1. Receber qualquer queixa de um doente.
2. Tomar medidas contra médicos e dentistas em caso de negligência.
3. Atribuir uma indemnização.

Noutro processo de referência, Dr. Sr. Louise e outros contra Srimathi Kannolil Pathuma, 1992, foi salientado que os herdeiros/representantes legais de um consumidor falecido têm o direito de apresentar uma queixa para obter essa solução. Outros pontos salientes do acórdão foram que a taxa de aluguer do quarto e o tratamento são abrangidos pelo âmbito de aplicação da lei.

1. Serviço profissional vs. serviço pessoal

A profissão médica reiterou repetidamente que o serviço de assistência médica e dentária era de carácter pessoal. O tribunal diverge do seu ponto de vista e afirma que os médicos, os advogados, os contabilistas, os arquitectos, os agrimensores e os agentes de seguros se estabeleceram na sociedade como profissionais cujos conselhos são solicitados em caso de necessidade e que, por conseguinte, o serviço por eles prestado não pode ser considerado um serviço pessoal. Trata-se de um serviço profissional, que é abrangido pela definição de serviço da secção 2 (o) da Lei CP. Em caso de negligência médica ou dentária, a queixa pode ser apresentada à instância de recurso do consumidor da jurisdição territorial ou pecuniária e, se for negada ou contestada pelo médico, será definida na alínea e) do artigo 2.o como um "litígio de consumo".

2. Natureza do ato

A Lei do CPA de 1986 entrou em vigor em 1987 e foi alterada em 1993, sendo atualmente uma máquina quase-judicial de três níveis.

1. Fórum Distrital de Resolução de Litígios de Consumo
2. Fórum estatal de resolução de litígios de consumo
3. Fórum nacional de resolução de litígios de consumo

A lei de proteção dos consumidores de 1986 não substitui as vias de recurso civis existentes. A fraternidade médica, em particular, reagiu de forma um pouco excessiva à lei e muitos entenderam-na como um instrumento de intimidação. Trata-se apenas de um mecanismo judicial rápido que permite uma justiça célere. As partes lesadas podem ainda recorrer aos tribunais civis. Isto é particularmente verdade nos casos que envolvem questões médicas complexas. De facto, a maioria dos casos que envolvem questões médicas ou outras questões técnicas foram objeto de recurso para os tribunais de recurso e muitos foram remetidos para os tribunais civis. O artigo 3.º da lei estabelece que o CPA é um instrumento adicional e não uma derrogação às disposições de outras leis em vigor. *Vantagens da lei CP*

1. É totalmente gratuito. Não há taxas judiciais.
2. Justiça rápida. Tem alguns inconvenientes, nomeadamente para a profissão médica.
3. Simplicidade processual. O queixoso pode apresentar a sua própria queixa sem recorrer a um advogado.
4. Um ambiente não intimidante e um incentivo para resolver os casos sem demasiadas formalidades e procedimentos morosos.

3. A MÁQUINA

3.1 Conselhos de Defesa do Consumidor

Estes conselhos são criados por notificação do Governo. Existe um conselho central de defesa do consumidor e um conselho estatal de defesa do consumidor. O conselho central terá um presidente (ministro central responsável pelos assuntos do consumidor) e membros. Reunir-se-á pelo menos uma vez por ano com o objetivo de rever os direitos do consumidor no que diz respeito à qualidade, quantidade, potência, etc. dos bens e serviços que lhe são oferecidos e de identificar e corrigir práticas comerciais desleais. Os conselhos estatais de defesa do consumidor têm como presidente um ministro de Estado responsável e outros membros oficiais e não oficiais, de acordo com o estabelecido. Os conselhos reúnem-se, pelo menos, duas vezes por ano e analisam a situação dos consumidores, tal como acontece no conselho central.

3.2 As agências de resolução de litígios de consumo

A lei prevê a criação de um fórum de resolução de litígios de consumo. Tem três níveis de atividade. O fórum distrital (para cada distrito) e o fórum estadual são criados pelos governos estaduais. O fórum nacional de resolução de litígios de consumo é criado pelo governo central.

1. **Fórum distrital** (um ou mais fóruns distritais para cada distrito). Um juiz de comarca aposentado ou em exercício - Presidente.

   Dois membros de renome e integridade, um dos quais deve ser uma mulher: Jurisdição até Rs. 5 lacs (aumentado de Rs. 1 lac para Rs. 5 lacs em 1993)

2. Uma comissão estadual (uma comissão estadual por cada estado). Um juiz do Supremo Tribunal, em exercício ou reformado - Presidente. Dois membros de renome e integridade, um dos quais deve ser uma mulher.

- Jurisdição

1. Acima de Rs. 5 lacs e até Rs. 20 lacs é a sua jurisdição original.

2. Todos os recursos decorrentes de decisões proferidas por qualquer Fórum Distrital do Estado.

3. Tem também poderes de revisão e jurisdição de recurso (aumentou de 10 lacs para 20 lacs em 1993)

3. **Comissão Nacional** (uma comissão nacional para todo o país).

Um juiz do Supremo Tribunal, em exercício ou reformado, presidente. Quatro membros íntegros e idóneos, um dos quais será uma mulher.

- Competência de origem: acima de 20 lacs e competência de recurso (o limite foi aumentado de 10 lacs para 20 lacs em 1993).
- Todos os recursos decorrentes de decisões adoptadas por qualquer comissão estatal.
- Têm também poderes de revisão.

O presidente e os membros são nomeados pelo governo estatal ou central, respetivamente, com base na recomendação de um comité de seleção nomeado para cada categoria. A decisão da Comissão Nacional é suscetível de recurso para o Supremo Tribunal.

Quem pode apresentar uma queixa?

I. Um consumidor.

II. Qualquer organização voluntária de consumidores registada ao abrigo da Societies Registration Act 1860 ou da Companies Act 1956 ou de qualquer outra lei atualmente em vigor.

III. Governo Central/Governo do Estado/Território da União.

O que é um serviço?

O Supremo Tribunal, no acórdão Indian Medical Association vs V.P. Shantha and Others III (1995) CPJ (SC), explicou de forma muito lúcida o significado e o âmbito do "serviço" do seguinte modo A definição de "serviço" na secção 2(1)(o) da lei pode ser dividida em três partes: a parte principal, a parte de inclusão e a parte de exclusão. A parte principal é de natureza explicativa e define "serviço" como um serviço de qualquer descrição que é disponibilizado aos utilizadores potenciais.

A parte inclusiva inclui expressamente a prestação de serviços bancários, financeiros, de seguros, de transporte, de transformação, de fornecimento de energia eléctrica ou de outra energia, de alimentação ou de alojamento, ou ambos, de construção de habitações, de entretenimento, de diversão ou de fornecimento de notícias ou de outras informações.

A parte excludente exclui a prestação de qualquer serviço a título gratuito ou ao abrigo de um contrato de serviço pessoal. O tribunal de primeira instância passou a examinar a cobertura dos serviços médicos ao abrigo da lei e considerou que os médicos pertencentes à profissão médica estão abrangidos pelo âmbito de aplicação das disposições da lei

O que é uma queixa (apenas no que diz respeito aos serviços)?

Reclamação é qualquer alegação por escrito do queixoso de que sofreu perdas ou danos devido a serviços deficientes. Pode estar relacionada com uma deficiência, causando desconforto, perda de atividade, perda de dinheiro, perda de dias de trabalho, qualidade de vida, etc.

Deficiência significa qualquer falha, imperfeição ou lacuna ou inadequação na qualidade, natureza ou forma de desempenho que seja necessário manter ao abrigo de qualquer lei atualmente em vigor ou que tenha sido assumida para ser executada em conformidade com um contrato ou em relação a um serviço". Em conformidade com a secção 24A da lei relativa à proteção dos consumidores, a queixa deve ser apresentada no prazo de dois anos a contar da data em que surge a causa da ação.

Onde apresentar uma queixa?

A queixa deve ser apresentada num foro distrital (sujeito a jurisdição pecuniária) dentro dos limites de cuja jurisdição todas as partes contrárias residam ou exerçam a sua atividade, ou qualquer uma das partes contrárias resida ou exerça a sua atividade (com a autorização do foro distrital ou a aquiescência da parte contrária que não resida nesse foro) ou onde a causa de pedir surja no todo ou em parte.

Como apresentar uma queixa?

A queixa deve conter as seguintes informações:

a. Nome, descrição e endereço do queixoso.

b. Nome, descrição e endereço da(s) parte(s) contrária(s).

c. Os factos relacionados com a queixa e quando e onde ela surgiu.

d. Documentos, se for caso disso, em apoio da alegação contida na queixa.

e. A indemnização que o queixoso pretende obter.

O queixoso ou o seu agente autorizado deve assinar a queixa.

4. PROCEDIMENTO A SEGUIR PELO FÓRUM DOS CONSUMIDORES APÓS A RECEPÇÃO DA QUEIXA

De acordo com o artigo 13.º da CPA, em primeiro lugar, deve ser enviada uma cópia da queixa à parte contrária, ordenando-lhe que apresente a sua versão do caso num prazo de TRINTA DIAS, que pode ser alargado a QUARENTA E CINCO DIAS.

A parte contrária pode negar a alegação ou contestar o conteúdo da queixa.

A recusa da parte contrária deve ser tida em conta pelo foro do consumidor. No caso de não receber a contestação dentro do prazo estipulado, o tribunal de consumo pode avançar com a resolução do caso com base nos elementos de prova disponíveis.

- *Defeito nos bens:* (não é relevante para a negligência médica e, por conseguinte, não é discutido aqui)
- *Deficiência de serviço, etc.*

O procedimento previsto consiste em remeter uma cópia da queixa à parte contrária para que esta apresente a sua versão no prazo de *trinta* dias ou num prazo mais alargado, mas que não exceda *quarenta e cinco* dias no total.

O litígio deve ser resolvido tendo em conta a versão da parte contrária e as provas levadas ao conhecimento do fórum pelo queixoso e pela parte contrária.

O consumidor pode beneficiar de uma indemnização:

a. Reembolso do preço pago.

b. Atribuição de uma indemnização por perdas e danos sofridos.

c. Eliminação das deficiências de serviço.

d. Prever custos adequados

No caso dos bens, a substituição dos bens e a remoção de substâncias perigosas também serão impostas.

5. NATUREZA DOS PROCESSOS NAS INSTÂNCIAS DE CONSUMIDORES:

Tem todos os poderes de um tribunal civil, embora seja apenas uma autoridade quase judicial. O tribunal pode convocar os arguidos (embora estes possam ser representados pelos seus advogados), testemunhas, requisitar relatórios laboratoriais, autorizar exames, etc. Os tribunais de consumo podem aceitar pareceres de peritos sob a forma de declarações juramentadas (o que a comunidade médica tem contestado) para poupar tempo.

Além disso, o processo perante os fóruns de consumidores é considerado um processo judicial na aceção das secções 193 e 228 do Código Penal Indiano e o fórum distrital deve ser considerado um tribunal civil para efeitos da secção 195 e do capítulo XXVI do Código de Processo Penal de 1973.

QUEIXAS DE INTERESSE PÚBLICO

A subsecção 6 da secção 13 da lei de defesa do consumidor abrange esta categoria de queixas, que podem ser designadas por queixas de interesse público ou queixas de interesse comum. Esta disposição aplica-se quando há muitos consumidores com o mesmo interesse.

7. A ORDEM 1, REGRA 8, DO CÓDIGO DE PROCESSO CIVIL APLICA-SE A ESTES PROCEDIMENTOS DE REFERÊNCIA

Trata-se de um tipo de queixa representativa em que uma ou mais pessoas representam, com a autorização do foro do consumidor, todas as pessoas interessadas na queixa. O foro do consumidor deve notificar da apresentação da queixa todas as pessoas interessadas, a expensas do queixoso. O fórum pode dirigir uma publicidade pública em vez de enviar um aviso individual.

Qualquer pessoa em benefício de quem a queixa é apresentada pode pedir ao fórum para ser considerada parte no processo. Uma decisão tomada ao abrigo destas regras torna-se vinculativa para todas as pessoas em nome das quais ou em benefício das quais a queixa é apresentada.

As disposições acima mencionadas foram incorporadas quando a lei foi alterada em 1993. Uma vez que estas disposições são muito importantes para o público em geral, é necessário estimular o desenvolvimento da legislação e das práticas no que respeita ao funcionamento efetivo destas disposições legislativas pouco utilizadas.

8. Recurso contra o despacho do Fórum Distrital

a. O recurso contra o despacho do Fórum Distrital é dirigido à Comissão Estatal.

b. O recurso deve ser interposto no prazo de 30 dias.

c. Não foram fixadas taxas para a interposição de um recurso.

d. O recurso deve ser acompanhado de uma cópia autenticada do despacho do Fórum Distrital.

e. Os motivos para interpor recurso devem ser especificados. Do mesmo modo, o recurso contra a decisão da Comissão estatal é dirigido à Comissão Nacional.

9. Controlo judicial dos procedimentos

A subsecção (3) da secção 13 prevê que nenhum processo que cumpra o procedimento estabelecido nas subsecções (1) e (2) pode ser posto em causa em qualquer tribunal com o fundamento de que não foram cumpridos os princípios da justiça natural. Afigura-se que o recurso judicial no que respeita aos aspectos acima referidos foi intencionalmente vedado com o objetivo de assegurar a rápida eliminação de queixas que, de outro modo, poderiam ser anuladas ou atrasadas por inúmeros processos vexatórios nos tribunais civis. Embora a revisão judicial tenha sido expressamente excluída, esta secção não parece impedir a jurisdição dos tribunais superiores. Além disso, pode ser apresentado um recurso ou uma petição de revisão perante a autoridade de recurso ao abrigo da lei.

10. Prazo de decisão sobre a queixa/recurso

Na medida do possível, o Fórum Distrital/Comissão Estatal/Comissão Nacional deve decidir os casos rapidamente, ou seja

a. Num período de 3 meses.

b. A partir da data de receção da notificação pela parte contrária, se a reclamação não exigir análises ou testes.

c. No prazo de 5 meses a contar da data de receção da notificação pela parte contrária, se a reclamação exigir uma análise ou um teste.

d. A Comissão Nacional e a Comissão Estatal devem decidir o recurso, na medida do possível, no prazo de 90 dias a contar da data da primeira audiência.

11. Execução das decisões proferidas pelos fóruns de consumidores

As disposições penais e de execução da lei permitem que o queixoso lesado faça cumprir as ordens de um consumidor rapidamente e sem quaisquer custos adicionais. *Aspectos salientes das alterações à lei relativa à proteção dos consumidores introduzidas em 17/12/2002 e em vigor a partir de 15/3/2003.* Foram introduzidas várias alterações à lei relativa à proteção dos consumidores de 1986 (e alterada em 1991 e 1993).

O Presidente deu o seu parecer favorável em 17-12-2002, depois de o Rajya Sabha o ter aprovado em 1711-2002 (Lei nº 62 de 2002). Estas alterações produzem efeitos a partir de 15-3-2003. Dado que estas alterações são recentes e foram publicadas após a sua publicação, foram acrescentadas. Foram retiradas duas propostas, incluindo uma que visava proibir os advogados de comparecerem perante as comissões distritais de resolução de litígios de consumo a nível estatal e nacional.

12. Medidas de poupança de tempo

Os adiamentos foram reduzidos (não deve ser dado mais do que um adiamento).

A evasão das notificações pelas partes contrárias foi eliminada por uma nova disposição que diz que, se as notificações forem recebidas de volta com a menção de que o destinatário recusou a aceitação, o fórum declarará a notificação como tendo sido efectuada.

Os motivos devem ser registados se a decisão não for tomada no prazo de 90 dias. (Embora tenham sido concedidos 90 dias para a resolução dos processos, a maioria dos processos demorava meses e anos a ser concluída).

13. Jurisdição Pecuniária Revista

Fórum distrital - até Rs 20 lakhs (precioso até 5 lakhs). Comissão estatal - de Rs 20 lakhs a Rs 1 crore. (Comissão Nacional - a partir de 1 milhão de rúpias (anteriormente 20 milhões de rúpias e mais)

- **Despacho provisório :** O fórum distrital pode agora emitir ordens provisórias quando o dano continua como uma medida de alívio. Pode ser adoptada uma ordem de suspensão (o que não era possível anteriormente).
- **Taxas :** O Tribunal de Consumo deixará de ser gratuito. Será cobrada uma taxa ainda não decidida. Poderá ser gratuito para os casos de baixo valor e para as pessoas pobres. O recurso deixará de ser fácil. Se a parte contrária pretender

interpor recurso junto da comissão nacional ou estadual, deve depositar 50% das taxas que lhe foram impostas ou 25 000 rupias, consoante o montante que for inferior.

- **Indemnizações punitivas :** A secção 14 confere poderes para atribuir indemnizações punitivas como forma de dissuasão, impondo coimas, interrompendo serviços perigosos e solicitando a cessação ou alteração da publicidade enganosa.

14. Conclusão

Na atual era de satisfação dos consumidores, os dentistas enfrentam cada vez mais desafios legais por parte de pacientes insatisfeitos. Com este cenário em mutação, os médicos têm de se adaptar à situação e podem ter de enfrentar estes problemas jurídicos, que por vezes são intangíveis e perturbadores. É imperativo que todos os dentistas estejam cientes dos aspectos médico-legais da área.

CONCLUSÃO

Com o aumento da consciencialização nas sociedades em desenvolvimento, as pessoas estão a mudar de atitude em relação aos procedimentos médicos e dentários, o que aumenta a probabilidade de processar os dentistas pela sua má conduta.

A lei é universal e aplicável a todos, mas a moral ou a ética podem diferir de pessoa para pessoa, pelo que um limiar mínimo de ética imposto pela lei deve ser um requisito prévio. A lei não deve ser uma fonte de medo ou um obstáculo à prestação de serviços profissionais. Quando aplicada corretamente, a lei traz sempre paz e prevalece o sentimento de igualdade.[43]

A indemnização e a punição de erros civis e de actos criminosos, respetivamente, tentam restabelecer a paz, mas a ética, se for aplicada de forma uniforme e com a intenção correta, pode ajudar a sociedade de uma forma melhor. A profissão deve olhar para dentro e corrigir as más práticas e as distorções que deram uma imagem negativa a uma profissão nobre. A incorporação de ensinamentos médicos pode não só ajudar a elevar a prática médica e dentária, mas também a manter o sigilo profissional. Temos também de compreender que o objetivo da medicina é "não prejudicar", pelo que, ao curar, ao ajudar, não devemos prejudicar o doente.

Os maus tratos e a negligência infantil podem ter efeitos devastadores e duradouros numa criança e podem ter impactos sociais prejudiciais, incluindo custos elevados de serviços e um maior envolvimento nos sistemas de justiça juvenil e criminal. No entanto, as comunidades podem atuar para conter os efeitos dos maus tratos e até mesmo preveni-los.

Os serviços e apoios baseados em evidências podem promover factores de proteção que atenuam os efeitos dos maus-tratos, bem como fornecer às famílias e às comunidades as ferramentas necessárias para impedir os maus-tratos antes que estes ocorram. As agências de assistência social à criança podem trabalhar com as famílias e as comunidades para liderar iniciativas que se baseiam nos pontos fortes e atendem às necessidades.

Posição jurídica da Índia sobre o abuso de crianças e soluções de prevenção para acabar com a violência, o abuso e a exploração Foram feitos progressos na sensibilização social, no reforço da legislação e na promoção de acções para acabar com a violência, o abuso e a exploração de crianças, mas é necessário fazer mais para garantir que os sobreviventes e as suas famílias beneficiem de proteção e serviços sensíveis, atempados e eficientes. A UNICEF centra-se na implementação de legislação fundamental para a proteção da criança e na promoção de práticas que protejam as crianças da violência, abuso e exploração.

Com base na crescente sensibilização para o abuso de crianças na Índia, a UNICEF pode desempenhar um papel importante no reforço de dois elementos em falta na ação governamental: a prevenção e a reabilitação dos sobreviventes de abuso e exploração de crianças.

A doutrina do consentimento informado deve ser um aspeto integral de todos os procedimentos dentários pediátricos. Os resultados de um inquérito realizado em 1990 aos membros da AAPD indicaram que mais de 70% dos inquiridos não conheciam "a norma correta que rege o consentimento informado no seu estado"(7). Como "a questão do consentimento informado surge, de uma forma ou de outra, em praticamente todos os casos de negligência dentária"(8) , o dentista pediátrico prudente deve estar ciente dos benefícios de obter um consentimento adequado. Esses benefícios estão incluídos nos seguintes aspetos:

Em primeiro lugar, os doentes bem informados, que compreendem a natureza do problema e têm expectativas realistas, têm menos probabilidades de intentar uma ação judicial.

Em segundo lugar, um consentimento informado corretamente representado e documentado evita frequentemente reivindicações sem mérito baseadas em mal-entendidos ou em expectativas irrealistas do doente.

Finalmente, a obtenção de um consentimento informado oferece ao dentista a oportunidade de desenvolver uma melhor relação com o doente, demonstrando um maior interesse pessoal na compreensão do problema e do tratamento previsto por parte do doente.

Os pais, ao trazerem a criança ao consultório dentário, podem estar a dar o seu consentimento geral para os cuidados dentários normais; no entanto, recomenda-se vivamente um consentimento específico por escrito para todos os procedimentos, especialmente os que não são considerados de rotina.

Após uma discussão exaustiva do diagnóstico, do tratamento proposto, das alternativas de tratamento (incluindo a ausência de tratamento) e dos riscos e benefícios associados a cada um deles, o odontopediatra deve obter a assinatura dos pais, confirmando que essa informação foi dada e compreendida. Este procedimento deve ser testemunhado por uma terceira pessoa, como um assistente dentário.

O médico deve também obter a assinatura da testemunha, verificando o procedimento de consentimento informado, incluindo a assinatura dos pais. O odontopediatra "deve encarar o consentimento informado como um meio de ajudar o doente e não apenas como uma obrigação legal e, inversamente, não deve utilizar o formulário de consentimento como um atalho para a discussão e comunicação com o doente". As dicas práticas relativas à questão do consentimento informado para o dentista pediátrico são as seguintes:

- Comunicar com os pais/doente - uma boa relação é o aspeto mais importante da relação médico/doente.
- Documentar o consentimento dos pais/paciente nos registos médicos/dentários, por escrito e com o máximo de pormenor possível.
- O pai/mãe/paciente deve assinar o formulário de consentimento e fazer com que seja devidamente testemunhado.
- Encarar o consentimento informado como um meio de fornecer informações benéficas aos pais/pacientes e não apenas como uma obrigação legal.
- Efetuar a sua própria consulta de consentimento em vez de depender de outro médico ou de um assistente.
- Utilizar termos leigos.
- Seja direto sem causar ansiedade excessiva.
- Discutir exaustivamente os riscos, benefícios e alternativas com os

pais/doente, em vez de se basear no próprio formulário.

- Conheça os estatutos e regulamentos do seu estado relativamente ao consentimento informado.
- Tenha em atenção a extensão da cobertura do seu seguro de responsabilidade civil; os delitos intencionais e as acções criminosas (agressão) não estão geralmente cobertos.
- Contactar a AAPD para obter orientações sobre o consentimento informado.
- Desenvolver um protocolo de consentimento informado individualizado concebido para satisfazer as necessidades específicas da sua prática.

Uma vez que cada estado tem a autoridade para definir o que constitui o consentimento informado através de leis ou decretos estatutários, aconselha-se vivamente o dentista pediátrico a consultar um advogado, a associação dentária estatal ou local e/ou o State Board of Dental Examiners antes de estabelecer uma política de consultório relativa ao consentimento informado. "O profissional prudente é aconselhado a seguir um curso de prática que satisfaça o cenário de consentimento informado mais rigoroso.

Implicações

A implicação da compreensão do aspeto médico-legal na medicina dentária não se limita à sua utilização na prática dentária.

Esta compreensão desempenha igualmente um papel fundamental nos programas de saúde pública no domínio dentário. A compreensão do aspeto médico-legal proporciona proteção contra litígios comerciais, jurídicos e médico-legais.

A compreensão do aspeto teórico da história médica e dentária, das notas de prontuário, das radiografias, das fotografias e dos modelos tem uma implicação prática, uma vez que, legalmente, os registos escritos do dentista têm mais peso do que as recordações do doente.

REFERÊNCIAS

1. **Lambden P.** Dental laws and ethics**.** Reino Unido, Radcliffe Medical Press, 2002: cap 1, p 99-107.

2. **Paul G.** Direito médico para cirurgiões dentistas. Nova Deli, Jaypee brothers medical publishers ltd, 2004: cap. 5, p 29-38.

3. **Bainham A**. Children: the modern law (Crianças: a lei moderna): Family Law, 1998:ed 4th: ch 16, p 846-848

4. **Brazier M**. Medicine, patients and law. Penguin, 1993.

5. **Gupta A, Mishra G, Bhutani H, Hoshing C, Bhalla A**. A revolução forense necessita da manutenção dos registos dentários dos pacientes pelos dentistas: Um estudo descritivo. J Int Soc Prev Community Dent. 2016; 6(4):316-20.

6. **Tandon S. Odontopediatria**. New Delhi. Paras medical publisher, 2018: ed 3rd: ch 6, p 81-93.

7. **Bhadauria US, Dasar PL, Sandesh N, Mishra P, Godha S**. Medico-legal aspect of dental practice. Clujul Med. 2018 ; 91(3):255-258.

8. **Paul G.** Direito médico para cirurgiões dentistas. Nova Deli, Jaypee brothers medical publishers ltd, 2004: cap. 11, p 89-99.

9. **Dunning JM**. Principles of dental public health. Inglaterra, Harward university press:4th edition; 1986:ch 1, p 10-11.

10. **Bhadauria US, Dasar PL, Sandesh N, Mishra P, Godha S**. Medico-legal aspect of dental practice. Clujul Med. 2018:1(3):255-258.

11. **GrifTen AL, Schneiderman LJ.** Questões éticas na gestão da criança não cumpridora. Pediatr Dent. 1992; 14:178-83.

12. **Artigos Fundamentais e Recomendações de Consenso da IAPD:** Considerações Éticas em Odontopediatria,2021.

13. **Bartholome WG.** A new understanding of consent in pediatric practice: consent parental permission, and child assent. Anais de Pediatria. 1989; 18(4):262-5.

14. **Wright G, Starkey PE, Gardner DE.** Gestão de crianças pequenas extremamente não cooperantes. Gerir o comportamento das crianças no consultório dentário. St. Louis. CV Mosby, CO.1983; 260-5.

15. **Lambden P.** Dental laws and ethics. Reino Unido, Radcliffe Medical Press, 2002: capítulo 6, p. 53-62.

16. **CM Marya.** A Textbook of Public Health Dentistry (Manual de Medicina Dentária de Saúde Pública). Jaypee Brothers Medical Publishers (P) Ltd, 4th ed, 2011.ch 23, p 265-268.

17. **Lambden P.** Dental laws and ethics. Reino Unido, Radcliffe Medical Press, 2002: cap. 7, p. 63-88.

18. **Newell v Goldenberg** [1995].

19. **Viswanath D, Sarma A**. Consentimento Informado em Odontopediatria: Ethics and Pitfalls-A Review. J Pharm Biomed Sci 2014; 04(10):834-8.

20. **Tandon S. Odontopediatria**. New Delhi. Paras Medical Publisher, 2018. ed 3rd: ch 6,p 81-93.

21. **Bowers LT**. A legalidade da utilização de exercícios de mão sobre a boca para a gestão do comportamento infantil. ASDC J Dent Child. 1982 ;49(4):257-65.

22. **Hagan PP, Hagan JP, Fields HW Jr, Machen JB**. O estatuto legal do consentimento informado para técnicas de gestão do comportamento em odontopediatria. Pediatr Dent. 1984; 6(4):204-8.

23. **Marwah N.** Livro de texto de odontologia pediátrica. Jaypee brothers medical publisher Ltd., 2019. 4th ed.ch 76, p 949-956.

24. **Ramazani N**. Child dental neglect: a short review. Int J High Risk Behav Addict. 2014; 3(4):1-4.

25. **Rai JJ, Acharaya RV**. Dental Negligence And Its Liabilities In A Nutshell (Negligência dentária e as suas responsabilidades). Jornal indiano de ciências dentárias. 2014 ;6(5):84-88.

26. **Agarwal S, Agarwal SS.** Professional indemnity insurance vis-a-vis medical

professionals. J Indian Acad Forensic Med 2009;3(1):73-6.

27. **Paul G.** Direito médico para o cirurgião dentista. Nova Deli Jaypee Digital; 2004. Cap. 5 .p 29-39.

28. **D' Cruz L.** Legal aspects of general dental practice. Churchill Livingstone; Londres, 2006. p 203-205.

29. **Pezeshki A, Rahmani F, Ebrahimi Bakhtavar H, Fekri S**. Battered Child Syndrome; a Case Study. Emerg (Teerão). primavera de 2015;3(2):81-2.

30. **Sousa Filho D, Kanomata EY, Feldman RJ, Maluf Neto A**. Síndrome de Munchausen e síndrome de Munchausen por procuração: uma revisão narrativa. Einstein (São Paulo).2017; 15(4):516-521.

31. **Cheng TO**. Síndrome de Munchausen. J Intern Med. 1999; 245(5):544-5.

32. **Mody RN, Bhoosreddy AR**. Odontologia forense na prática odontológica. Dental Dialogue, IDA.1993 ;(2):39-40.

33. **Knack N, Winder B, Murphy L, FedoroffT JP**. Prevenção primária e secundária do abuso sexual de crianças. Int Rev Psychiatry. 2019 ;31(2):181-194.

34. **Tandon S.** Pediatric dentistry 3rd edition. Paras medical publisher, 2018.ed 3rd; ch 6.p 81-93.

35. **Joga Rao SV**. Responsabilidade por negligência médica ao abrigo da lei de proteção do consumidor: A review of judicial perspective. Indian J Urol. 2009 ;25(3):361-71

36. **Pandit MS, Pandit S**. Medical negligence: Acções penais contra profissionais médicos, importância das provas médicas: Algumas diretrizes para os médicos. Indian J Urol. 2009; 25(3):379-83.

37. **Gutorova N, Zhytnyi O, Kahanovska T**. Negligência médica sujeita a direito penal. Wiad Lek. 2019; 72(11):2161-6.

38. **Paul G.** Direito médico para cirurgiões dentistas. New Delhi. Jaypee Digital, 2004: cap. 9, p.60-67.

39. **Singh G, Gambhir RS, Singh S, Talwar PS, Munjal V.** Knowledge and awareness of the Consumer Protection Act among dental professionals in India (Conhecimento e sensibilização para a lei de proteção do consumidor entre os profissionais de medicina dentária na Índia): A systematic review. Indian J Dent. 2014;5(3):146-51

40. **Potdar RD.** A lei de proteção do consumidor e o pediatra. Indian Pediatr.1997; 34(4):283-6.

41. **Singh V.** A Lei de Proteção do Consumidor deve ser aplicada uniformemente. J Indian Med Assoc. 2000; 98(7):396

42. **Paul G.** Direito médico para cirurgiões dentistas. Jaypee Digital, 2004: cap. 10, p.75-85.

43. **Bhadauria US, Dasar PL, Sandesh N, Mishra P, Godha** S. Medico-legal aspect of dental practice. Clujul Med. 2018; 9:1(3):255-8.

44. **Lal S.** Consentimento em medicina dentária. Pac Health Dialog. 2003; 10(1):102-5.

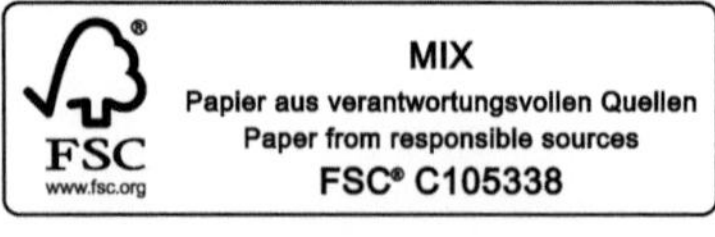

Printed by Books on Demand GmbH, Norderstedt / Germany